ALZHEIMER
MANUAL DE INSTRUCCIONES

Nolasc Acarín

ALZHEIMER
MANUAL DE INSTRUCCIONES

Primera edición: marzo de 2010

REF.: ONFI243 ISBN: 978-84-9867-758-4
DEPÓSITO LEGAL: B-8.535-2010
Composición: Víctor Igual S.L.
Impreso por Liberdúplex

A los enfermos de Alzheimer y a sus familiares

ÍNDICE

INTRODUCCIÓN

La función asistencial del médico incluye tanto establecer un diagnóstico y un pronóstico e indicar un tratamiento curativo, o por lo menos paliativo, como informar sobre la evolución de la enfermedad, junto con las medidas de prevención aconsejables. El médico tiene que acompañar al paciente en su enfermedad sin invadir la intimidad, respetando su autonomía personal a fin de que sea el interesado quien pueda escoger con libertad las condiciones en las que desea vivir y morir, respetando que el enfermo quiera saber mucho o bien prefiera saber poco.

Hoy, en nuestra cultura, estas atenciones implican reconocer que la persona enferma tiene derecho a saber la verdad sobre su diagnóstico y pronóstico, del mismo modo que le asiste el derecho al trato digno, confidencial y compasivo. Pienso que estas consideraciones son la base del oficio de médico.

Este pequeño libro es fruto de la experiencia de muchos años explicando a enfermos y a familiares lo que ocurre y lo que puede ocurrir. Igual que en la consulta, deseo que su lectura sea de utilidad para los interesados. Por esta razón lo he escrito, con la intención de que sea comprensible y útil a las familias y a sus cuidadores.

Generalmente utilizo la expresión *enfermo* o *paciente*, ya que en gramática el genérico trasciende el sexo, y, por tanto, se refiere igual a hombres y mujeres. Quiero aclarar también que el término *demencia* guarda relación con el deterioro cognitivo en progresión, y que no hay que confundirlo con locura, que, en su acepción popular, se refiere a los trastornos de personalidad que en general aparecen durante la juventud.

En el año 1910 se puso nombre a la demencia más frecuente en la especie humana, después de que el neurólogo alemán Alois Alzheimer publicase, en 1906, la primera descripción clínica y patológica de la enfermedad. Su trabajo fue ampliado poco después por Nicolás Achúcarro, un médico español de Bilbao que trabajaba en Washington.

A finales de la década de 1960, se llegaron a estandarizar los patrones psicológicos y patológicos de la enfermedad. A pesar de no disponer de una prueba biológica que permitiese el diagnóstico seguro en vida, los patrones sistematizados facilitaban el diagnóstico de probabilidad. En 1989, tuve la ocasión de organizar, para la Sociedad Española de Neurología, el primer simposio sobre la enfermedad de Alzheimer, en Palma de Mallorca. Fue una puesta al día de lo que entonces sabíamos, previendo que en años sucesivos sería un problema de salud de amplia repercusión. No fue hasta 1991 que se comenzaron a publicar los descubrimientos sobre la existencia de mutaciones genéticas patógenas en determinadas formas de esta demencia.

Desde entonces, algo ha cambiado: se ha acelerado la investigación biológica sobre las bases moleculares que originan las demencias y han mejorado las exploraciones de imagen.

Pero, a pesar de los avances de las exploraciones cerebrales, todavía no tenemos resuelta la certidumbre diagnóstica a partir de un análisis biológico seguro, salvo del estudio patológico del cerebro, el cual se realiza después de la muerte. Tampoco tenemos la seguridad en el pronóstico hasta que la evolución del paciente la hace presumible. Recientemente, se han publicado trabajos que abren amplias expectativas en torno al diagnóstico biológico precoz a partir del examen del líquido cefalorraquídeo, o, aún más fácil, a partir de un análisis de sangre. Pero se trata de tests experimentales que todavía no tienen la fiabilidad necesaria para ser utilizados en la práctica médica.

Hoy, entendemos por enfermedad de Alzheimer el resultado de la alteración de un entramado de genes y proteínas anormales, aún poco conocidas, como sucede en otras enfermedades neurodegenerativas como la enfermedad de Parkinson. Pero, a diferencia de esta última, en la enfermedad de Alzheimer carecemos de recursos terapéuticos eficaces.

La enfermedad de Alzheimer es probablemente el peaje que la especie humana paga por tener un cerebro más versátil, con mayor capacidad neuroplástica, que nos permite el aprendizaje y una más fácil acumulación de conocimientos. Las formas proteicas exclusivas de los humanos, que nos hacen tan capaces, pueden alterarse y conducirnos a la enfermedad. En todo caso, somos la única especie animal que la sufre.

Las demencias constituyen uno de los grandes problemas de salud en los países con larga esperanza de vida. Es la enfermedad que produce más años de incapacitación. En el último siglo, en Europa hemos duplicado la esperanza de vida, y en nuestro país hemos llegado a una esperanza de 83 años para las mujeres y de algunos menos para los hombres. El envejecimiento de la población es la causa de que las enfermedades *demenciantes* sean cada vez más frecuentes, por la simple razón de que hay mucha más gente mayor. Se prevé que en España, en 2030, casi una cuarta parte de la población superará 65 años. Actualmente, se calcula que en Europa hay siete millones de personas afectadas por demencia, de las que ochocientas mil viven en España.

Además del impacto social, no hay que olvidar la trascendencia económica del problema. Hoy, se cifra en más de treinta mil euros anuales el coste de las atenciones domésticas, sociales y médicas que precisa una persona con demencia. Aparece, pues, un nuevo y gran sector económico. Si se multiplica el número de enfermos, que estarán muchos años invalidados, por el coste por enfermo, la cifra alcanza los veinticuatro mil millones de euros anuales, cantidad muy importante, y que incluye desde los equipamientos a los recursos humanos y tecnológicos, así como los programas y medicamentos necesarios para atender a los pacientes.

Los retos de futuro tienen que ver con la investigación de las causas de estas enfermedades, y, en consecuencia, con el descubrimiento de tratamientos eficaces. Pero, al mismo tiempo, tenemos que aprender a ayudar con mejor calidad, y más recursos, a las personas que sufren enfermedades neurodegenerativas, a sus familiares y a los cuidadores, para darles las mejores respuestas emocionales y sociales posibles. Hay que impulsar la cultura de apoyo a los que están al cargo de esas personas.

La vida es una historia que siempre acaba mal, y, en ocasiones, peor. En algunos casos, el fin de la vida es repentino, sin sufrimiento para el enfermo. Muchos consideran que es la mejor forma de morir. Otras veces la muerte llega después de un largo proceso de dolor hasta la agonía. En el caso de la demencia, la muerte se produce después de la despersonalización del enfermo y de la pérdida de sus capacidades mentales, de forma tal que los enfermos no sufren. Es más cruel para los familiares que los han querido, los han cuidado y acompañado durante muchos años, soportando la progresiva decrepitud. La demencia se come el pensamiento del enfermo, y, a la vez, destroza los sentimientos de los que lo quieren.

Alguien puede pensar que éste es un libro triste; puede serlo. Pero hay que tener presente que ofreciendo información nítida sobre estas dolencias se ayuda a enfermos y a familiares a disponer de un marco de conocimiento que ayuda a digerir mejor el dolor emocional y a tomar decisiones con más libertad. El conocimiento es liberador.

Arsèguel, enero de 2010

1. LA HISTORIA DE LOS SÍNTOMAS

ME HAN QUITADO LOS ÁRBOLES

Varón, 74 años, jefe de oficina bancaria jubilado, tres hijos. Sin antecedentes de enfermedades.

Cada día sale de casa a las diez de la mañana para dar una vuelta y comprar el pan. Un día, regresa más tarde que de costumbre. Lo hace justo antes del almuerzo, en compañía de un policía municipal. Dice que le han quitado los árboles. Lo repite varias veces con tristeza. El policía explica que lo han encontrado, perdido lejos de casa, y que lo han identificado por los documentos que llevaba. El hombre se sienta en una silla del comedor y se queda absorto, con la mirada perdida. Está preocupado y no responde cuando su esposa le pregunta si quiere una infusión.

Poco a poco, se puede reconstruir la historia de esa mañana: al salir de casa tiene la costumbre de tomar la calle de la derecha; hoy, en cambio, ha torcido a la izquierda. La de la derecha es ancha, con árboles, mientras que la otra es estrecha y sin árboles. Ha caminado durante dos horas sin saber dónde estaba, hasta que, finalmente, se ha sentado en un banco de una placita. Unos niños jugaban a pelota, hasta que le han dado. Él ha cogido la

pelota y no la ha querido devolver, y los niños han acaba-
do por llamar a un policía. Lo han subido al coche pa-
trulla y lo han traído a casa.

CELOS

Mujer, 62 años, ama de casa, dos hijos, tensión arterial
alta desde la menopausia.

No tolera que su marido salga solo de casa, pero a ella
no le gusta hacer la compra: manda a su marido. Afirma
que él se quiere ligar a todas las mujeres que encuentra,
y que tiene un lío con una del mercado. La mujer dejó de
ir de compras con la llegada del euro: no entiende cuál es
su valor. El marido, de 70 años, calla. Está triste porque
no entiende qué le pasa a su mujer. La hija los visita dos
veces por semana para arreglar la ropa que la madre lava
y plancha, pero que no sabe dónde guardar. Quiere po-
nerles una chica que se encargue de limpiar la casa y de
preparar la comida, pero la madre dice que estas chicas
extranjeras le roban los pañuelos y que, además, se liaría
con su marido. En la consulta insiste en que es su marido
el que está mal; ella dice encontrarse perfectamente.

SOSPECHAS

Varón, 68 años, presidente de una industria metalúrgica,
tres hijas, vive con su esposa.

Acude a la consulta en compañía de una hija. La mujer
explica que desde hace un año se queja de que un sobrino

le quiere robar el dinero, por lo que él lo cierra todo bajo llave y al dormir esconde la cartera y las llaves bajo el colchón. Él lo corrobora y añade que alguna vez ha sorprendido al sobrino en casa con actitud sospechosa. La hija aclara que el sobrino es el director de la fábrica, que acude a casa del paciente los viernes para informarle del estado de las cuentas, que es una persona de plena confianza de la familia y que, hasta hace un año, era el familiar a quien él más apreciaba. A raíz de este conflicto, el consejo de administración ha retirado las funciones ejecutivas al paciente. Se trata de una persona muy rígida y poco tolerante. Se sienta en actitud seria, con cara poco expresiva y rigidez en los movimientos. Se acuesta hacia las dos de la madrugada y se toma un somnífero potente que compra ocultándolo a la familia. No acepta que sufra algún trastorno. Considera la consulta un examen en el que debe sacar buena nota.

ARROZ CON ACEITE

Mujer, 63 años, empleada de mercería jubilada a los 58 años, sin hijos, viuda.

Vivía con su madre hasta que ésta se murió. Sin antecedentes, tiene una hermana en tratamiento psiquiátrico desde joven por un trastorno de personalidad. La prejubilaron porque durante los últimos tres años no ordenaba la mercancía y porque se confundía a la hora de cobrar a los clientes. Le dieron la baja por depresión hasta que tuvo los papeles de la jubilación. Acude a la consulta con una sobrina. Tiene la casa llena de objetos inútiles que recoge por la calle. Guarda en la despensa montones de paquetes de azúcar, harina y pasta. Se olvida de la higiene, va despeinada. Siempre come arroz hervido con aceite. Me explica que el aceite de oliva es muy bueno para la salud. Cuando la sobrina la visita, se sienta cerca de la mesa de la cocina y la observa sin hablar. Otras veces le enseña el álbum de fotos de cuando era jovencita, junto a sus padres y hermanos, pero no los puede identificar. Pregunta a la sobrina si ella también aparece en las fotografías y parece no entender que la sobrina es hija de un hermano mayor ya muerto. ¿De qué hermano?, pregunta, mientras señala a un chico que aparece en el álbum.

REUNIONES

Varón, 76 años, un hijo, ingeniero, director jubilado de una multinacional francesa en España.

Operado de neoplasia de próstata con buen pronóstico. Practica deporte con regularidad. Viene a la consulta con su esposa. Hará unos ocho años, todavía en activo, comenzó a tener problemas para entender las cosas. Ahora habla poco, con frases cortas, que repite, del tipo *«unos y otros tenemos que reunirnos»*, *«hay que hacer reuniones»*. Utiliza sólo expresiones convencionales, pero lee en voz alta en castellano, catalán y francés, con buena pronunciación, aunque no comprende nada de lo que lee. No entiende órdenes verbales ni escritas (*levante la mano derecha, cierre los ojos...*). A veces, cuando se le pregunta cómo está, contesta *«estoy fuera...»*, sin rencor, sin comprender el significado de lo que dice. Se levanta y camina por la consulta, con los pies separados. Junta los labios y resopla un buen rato. Su esposa lo devuelve al asiento. Se lava y se afeita él solo cuando su mujer se lo indica. Come sin ayuda, pero no sabe manejar los cubiertos. Se pierde dentro de casa. Parece que reconoce a la esposa y al hijo, pero no pronuncia sus nombres. Se acerca a ella y le da besitos en los labios. Casi siempre controla los esfínteres, aunque de noche le ponen pañales.

SENTIR MIEDO

Mujer, 66 años, viuda, dos hijos, empresaria de la confección, sin antecedentes.

Desde hace un año, lleva la dirección de la empresa uno de sus hijos, porque los dos últimos años la madre se atolondraba. Ella acude a la fábrica sin muchas responsabilidades. Acude a la consulta con apatía y explica que ha perdido el interés por las cosas, aunque llevaba el negocio con éxito desde los 35 años. Teme no estar al nivel que había alcanzado tras muchos años de trabajo. Ahora le cuesta recordar el nombre de los artículos que producen, no entiende los extractos bancarios. Tampoco recuerda el nombre de los clientes de toda la vida que van a saludarla. Sus familiares se han alarmado cuando ha comenzado a olvidar el nombre de los hijos y de los nietos. Cree que los hijos llevan bien el negocio, pero tiene miedo de que se equivoquen, de que no hagan bien las compras. También teme que la dejen en casa. Ha pensado en iniciar alguna actividad cultural, aunque lo encuentra carente de interés. Explica que toda su vida ha consistido en tirar adelante la industria y que ahora siente que no sirve para nada. Rompe a llorar.

No sabe qué día es, no recuerda qué ha comido, no recuerda el nombre del pueblo donde está la fábrica. Teme quedarse sola (vive sola desde que enviudó, hace muchos años), no tener dinero. Está atemorizada.

SOLA Y ABURRIDA

Mujer, 71 años, sin antecedentes, tres hijas, vive con el marido.

Explica que está triste porque se considera poco útil, dice que no sabe hacer nada. De madrugada se despierta y se suele vestir, desordenando la ropa del armario. El marido hace las compras y prepara las comidas. No quiere salir de casa, pero dos o tres veces por semana se traslada a la casa de una hija. Cuando lleva un rato allí, se queja de que es una inútil, una carga, y quiere irse. La familia insiste en que se siente y coma. Se pone violenta: dice que se pasa el día sola y aburrida, que nadie le hace caso. En su casa, revuelve las cosas, como los pañuelos, y las pierde. No se cuida, no se deja peinar. En la consulta da largas explicaciones para justificar que ha cometido muchos errores en la vida. El marido explica que era una mujer afable y muy trabajadora. Llevaba la casa sola, cuidaba de las hijas y además dirigía una pequeña tintorería en los bajos.

LA SALA DE ESPERA

Mujer, 93 años, viuda desde hace cinco años, cuatro hijos, sin antecedentes.

Vive en una residencia asistida. Camina sola, con la ayuda de un bastón. Artrosis severa en caderas y rodillas. Sordera considerable. Visión limitada. Autónoma para comer y necesita ayuda para la higiene. No sabe qué día de la semana es hoy, pero cada día lo mira en el diario y marca la fecha en el calendario con una cruz. Recuerda los nombres de los familiares. No recuerda que la hayan ido a ver ni qué visitas ha tenido, aunque lo anota en el calendario. Le gustan los almuerzos familiares. Se sienta junto a su biznieta de 2 años y se entretiene con ella, sin atender mucho a los demás. Hace dos años explicaba «*estoy en la sala de espera, pero el tren no pasa*». Responde bien a las preguntas. No inicia conversaciones, el lenguaje espontáneo es limitado. Las respuestas son correctas pero hace pocos comentarios. Le gusta ver a los biznietos y con esfuerzo los recuerda bien. Lee el diario pero espontáneamente no recuerda las noticias, aunque cuando se las recuerdan sus comentarios son oportunos. Relee dos o tres libros, explicando que, como le falla la memoria, los puede ir releyendo. Ríe porque le hace gracia. A veces está de mal humor y se queja a los hijos de sus deficiencias sensoriales, de la vista y del oído, pero en general se siente feliz porque dice que no le falta nada. Que por fin no tiene que preocuparse por nada.

PERRITO GUAPO

Mujer, 35 años, soltera, vive con su madre.

Hasta los 28 años hizo vida normal. Era secretaria de dirección y se ganaba bien la vida. Entonces, fue intervenida por una malformación del corazón y sufrió un prolongado paro cardíaco. Estuvo varias semanas en coma anóxico (por falta de oxígeno en el cerebro) hasta que, lentamente, pasó a un estado vegetativo y fue ingresada en un centro de rehabilitación. Después de seis meses, se comenzó a recuperar, a moverse voluntariamente, a comer con ayuda, a realizar rehabilitación para aprender a caminar. Tenía tetraplejia (parálisis de las cuatro extremidades). Desde entonces, sólo dice «*perrito guapo, perrito guapo*» de forma repetitiva todo el día, con palabra espástica, a trompicones. Le regalaron un perrito. Camina por la consulta con paso inseguro, marcha espástica, sin querer sentarse. No entiende las órdenes. Lleva pañales para la incontinencia. Tiene la mirada perdida, no la fija al explorarla. Es dependiente para la higiene, vestirse, comer. Para salir, debe usar silla de ruedas. Le cae la saliva por la boca.

Comentario

Unas pocas notas clínicas de la observación de personas muy diversas.

La chica de 35 años que tiene un «perrito guapo» es un claro ejemplo de demencia por anoxia cerebral. Se produjo a causa de una intervención cardíaca, una complicación que por fortuna no es frecuente.

Véase, también, la diferencia entre la penúltima observación («la sala de espera») y las anteriores. La abuela de 93 años, pese a sus grandes deficiencias, no está triste, y, en la medida de su comprensión, es consciente de sus limitaciones, que atribuye a la edad. Utiliza un lenguaje poco espontáneo pero fluido. Tiene un deterioro cognitivo, camino de la demencia.

Entre los otros pacientes, algunos no tienen conciencia del deterioro que sufren, otros están preocupados por la pérdida de sus capacidades mentales —tienen miedo, están tristes—, y también los hay que ya no tienen capacidad para comprender su entorno. A los problemas por el déficit de la memoria se añaden otras dificultades, como las del lenguaje, la conducta, la capacidad para ordenar la propia vida o para las actividades de la vida diaria (higiene, vestirse, alimentación...). Todas ellas son demencias que siguen el modelo de la enfermedad de Alzheimer o de las otras demencias degenerativas que se comentan en el capítulo 6.

2. PERDER MEMORIA NO SIEMPRE ES ALZHEIMER

A partir de los 50 años es frecuente que las personas se quejen de pérdida o de falta de memoria. La queja más habitual es la dificultad para recordar los nombres, tanto de personas como de cosas. En la Roma clásica, los patricios solían hacerse acompañar por un esclavo, joven y culto, para que les recordase el nombre de las personas con las que se cruzaban. Los llamaban *nomenclator*, el recordador de nombres. Téngase en cuenta que en aquella época había pocas personas mayores de 40 años.

En general, esta *sensación de pérdida de memoria* se debe a las dificultades para focalizar la atención en momentos en los que tenemos muchas cosas en la cabeza. Nos cuesta relacionar el archivo cerebral de las caras con el de los nombres, como también con el de los recuerdos o los conceptos.

En la escuela tuve un buen amigo, Quim Vallmajó, que luego fue misionero en Ruanda. Pocos meses antes de que lo asesinaran, vino a Barcelona y me pidió colaboración para conseguir aperos agrícolas para los pueblos campesinos de ese país. Lo puse en contacto con otro amigo llamado Escobar —experto en recursos alimentarios y buen cantante de boleros—, quien con diligencia le resolvió lo que necesitaba. De vuelta a Ruanda, Quim, inmerso de lleno en una situación grave y difícil, me envió una carta en la que me daba muchos recuerdos para Valderrama. Había confundido dos nombres a partir de una supuesta relación musical. Otras preocupaciones debía de tener como para recordar exactamente los nombres.

Las alteraciones en el estado de ánimo, en especial la ansiedad, como también el atolondramiento, propician que olvidemos lo que íbamos a hacer. Cuando suena el teléfono, podemos dejar lo que llevamos en las manos en cualquier sitio y después no lo recordamos. Es habitual escuchar a alguien que dice: «*Iba a la cocina a buscar algo y cuando estuve allí no recordaba qué iba a hacer*».

He observado que esta percepción de pérdida de memoria es más frecuente en las mujeres que en los hombres. Al margen de que las mujeres son más susceptibles a sufrir demencia (como veremos más adelante), pienso que también se explica por el hecho de que en las mujeres es habitual pensar en dos o tres cosas al mismo tiempo. Esto es algo que pocas veces pasa en los hombres, ya que no tenemos esta capacidad por la diferente estructura cerebral entre mujeres y hombres, como explico en mi libro *El cerebro del rey*. Con la edad disminuye esta capacidad femenina y las mujeres entran en una situación de alarma.

Cuando se tiene tendencia a perder las llaves, lo aconsejable es ser más ordenado e ir menos atolondrado. Cosa distinta es cuando se olvida para qué sirven las llaves. En este caso, se impone el examen de un neurólogo.

La posible pérdida de memoria nos produce angustia, en tanto que se relaciona con la pérdida de autonomía, y nos da miedo tener que depender de otras personas.

Sin memoria no nos podríamos relacionar con los demás. La memoria nos hace sentir implicados en la vida, integrados en un proyecto social con protagonismo propio.

Se tiende a pensar que las dificultades de memoria son la causa del Alzheimer. Como se expone en los capítulos siguientes, en la enfermedad de Alzheimer se dan otras deficiencias además de los problemas de memoria. La sola sensación de pérdida de memoria no tiene por qué ser grave. En todo caso, tiene que estimularnos a ser más ordenados y vivir más tranquilos, como se aconseja en el capítulo 10.

Con la edad nos agobiamos fácilmente con los ruidos, el movimiento y la actividad que nos rodea. Al mismo tiempo, el cerebro procesa con menos agilidad, más lentamente, pero también los órganos sensoriales, como el oído y la vista, se deterioran. Se oye y se ve con menor eficacia que en la juventud. El cerebro tiene que realizar un mayor esfuerzo para percibir y registrar. En consecuencia, hay una menor actividad energética cerebral disponible para dedicarla a la memoria. Con toda la información que recibe, el cerebro anda muy ocupado en discernir lo que es importante de lo que es accesorio, y no da abasto. La persona aprende menos, le cuesta más orientarse. Todo ello produce angustia, atolondramiento y fatiga.

A diferencia de lo que sucede en la infancia, en la edad adulta disminuye la capacidad neuroplástica del cerebro, esto es, la facilidad con que las neuronas se conectan unas con otras a partir de los estímulos sensoriales. En las conexiones, o sinapsis, es donde se recoge y se fija lo que aprendemos. Son la base de la memoria. La capacidad de aprendizaje también está influida por el buen dormir. En la fase del sueño en la que soñamos, llamada fase REM, es cuando el cerebro selecciona lo que debe guardar en la memoria, separando y guardando lo que es importante. Con la edad, el sueño se vuelve precario, quebradizo, disminuyendo la fase REM, lo que contribuye a dificultar el aprendizaje. Si además se abusa del alcohol y los psicofármacos, peor.

Hay que añadir que a partir de los 60 años se producen alteraciones importantes en la vida como la jubilación y los cambios familiares por la marcha de los hijos. Son cambios que nos hacen caer de bruces en una vida nueva para la que no nos hemos entrenado, en la que no tenemos experiencia. Hay que volver a aprender. En la infancia y la adolescencia, con gran capacidad de aprendizaje, nos instruimos para ir por la vida. Al hacernos mayores, tenemos mucha menos capacidad de aprendizaje, y debemos aprender una nueva forma de vivir, con horarios y obligaciones diferentes, a la vez que la capacidad física del organismo ya no es la que era. La fatiga y los dolores crónicos nos persiguen y otras preocupaciones ocupan nuestro cerebro. Todo ello genera inquietud, malestar, dificultades de adaptación, lo que puede producir ansiedad, insomnio y, a veces, tristeza. Es fácil comprender que, en estas circunstancias, sea más difícil fijar cosas nuevas en la memoria o recordar lo que hemos visto u oído. Se interpreta como fallo de memoria lo que en realidad es una disminución en el aprendizaje por la edad, pero también por un defecto de atención y concentración.

Es así como aparecen las pérdidas de memoria reciente, referida a lo que ha pasado en los últimos tiempos, mientras que se recuerda bien lo que es más antiguo, puesto que lo aprendimos con mayor facilidad años atrás, cuando el cerebro tenía mayor capacidad plástica. Las personas mayores a menudo no recuerdan lo que comieron ayer, pero en cambio recuerdan bien a los amigos de la adolescencia, cuando iban a la escuela, cuando hicieron el servicio militar o la casa donde vivían de jóvenes. De ahí que los ancianos tengan la costumbre de hablar de tiempos pretéritos.

También es cierto que al envejecer no nos hace falta tanta memoria. No tenemos que aprender a vivir, porque ya sabemos, y precisamos menos información. La memoria reciente tiene poca utilidad para la persona mayor. En cambio, los recuerdos de su vida son los que dan forma a su identidad, a la propia personalidad. Estos recuerdos antiguos son los que tienen utilidad, los que pueden servir para transmitir la experiencia a los hijos o a los nietos.

Muchas personas que acuden a la consulta por iniciativa propia lo hacen preocupadas por los problemas de memoria. En la mayoría de casos se trata de trastornos que no comportan la evolución hacia la demencia.

En otros casos, es la familia la que ha tomado la decisión de llevar al familiar a la consulta del neurólogo. O el médico de cabecera se lo aconseja. En estos casos, el motivo de la consulta no es tanto la pérdida de memoria como la aparición de trastornos en la conducta: el afectado ordena mal sus cosas, se desorienta, traspapela documentos, facturas y cuentas o aparecen dificultades en la vida cotidiana.

En estos casos, es frecuente que el paciente no entienda por qué lo llevan al médico. Él se siente tranquilo: le parece que no tiene nada, mientras que la familia está muy preocupada. Esta disparidad de actitudes es una señal de alarma. Cuando la familia detecta que el posible enfermo está perdiendo capacidades cerebrales, acostumbra a ser cierto, a diferencia de lo que sucede cuando es el interesado el que consulta por miedo a sufrir la enfermedad de Alzheimer. El desconocimiento de lo que pasa por parte del enfermo, llamado anosognosia en términos médicos, es un signo precoz de riesgo de inicio de una demencia.

Al avanzar la edad, una vez cumplidos los 70 años (y a veces antes), puede aparecer deterioro cognitivo junto con un bajón de otras funciones motrices o sensoriales. Cabe recordar que, con la edad, a menudo se suman problemas de salud crónicos, que arrancan en edades más jóvenes, como la hipertensión arterial, la diabetes o la insuficiencia cardíaca, entre otros.

En general, se trata de fallos en la memoria de trabajo, y aparecen acompañados de pequeñas dificultades en el lenguaje y en las funciones ejecutivas en la solución de problemas cotidianos.

Si se evalúa a estas personas con un test neuropsicológico, como los que se presentan en el capítulo 7, se observa que existe una deficiencia cognitiva evidente, pero no tanto como para considerar que se trata de una demencia. El estado de pérdidas cognitivas sin llegar a la demencia se llama deterioro cognitivo leve, y también es conocido por su abreviación en inglés, MCI, acrónimo de *Mild Cognitive Impairment*.

En los estados de deterioro cognitivo leve (MCI), las personas mantienen la independencia para las actividades de la vida diaria y, con pequeñas ayudas familiares, pueden llevar una vida normal y acorde con su edad.

Se trata, pues, de una estado intermedio entre la normalidad cognitiva y la demencia. Las personas afectadas pueden quedarse en esta situación el resto de la vida, pero también hay personas que al cabo de unos años pasan del MCI a la demencia. En este último caso, se puede considerar el MCI como una fase de transición entre la normalidad y la demencia. El riesgo de evolución hacia la demencia se incrementa con la edad, de forma que, a los diez años del inicio del MCI, la posibilidad de desarrollar una demencia es muy alta.

En personas mayores con MCI puede haber conciencia del trastorno cognitivo, sin angustia, como si fuese una etapa más en la vida. Un paciente de 82 años me decía: «*Mi esposa es mi cerebro, el mío ya no funciona bien. Ella hace y lo organiza todo. A mí ya me está bien, aunque me sabe mal no estar a su nivel*». Unos años más tarde, ese paciente desarrolló la enfermedad de Alzheimer.

Es de gran interés para el afectado y para la familia el diagnóstico preciso del MCI, al objeto de establecer si sólo existe afectación de la memoria o también se producen otros fallos cognitivos; o sólo fallos cognitivos (de conducta, de orientación...) sin gran alteración de la memoria. Según en cuál de los tres cuadros esté incluido el paciente, se puede prever su evolución hacia un determinado tipo de demencia.

Por desgracia, no existen exámenes biológicos seguros para establecer el pronóstico evolutivo del MCI, igual como sucede con la demencia, que se trata en el capítulo 7. Pero sabemos que el pronóstico es peor cuando el paciente presenta problemas de salud crónicos, como puede ser la hipertensión arterial.

En todo caso, es recomendable que cuando aparezcan las primeras pérdidas cognitivas se consulte al neurólogo, quien valorará su importancia y la posible indicación de exámenes especializados.

MEMORIA Y DETERIORO

La memoria es una función cerebral que permite registrar experiencias nuevas y recordar las anteriores. Memoria es conservar, almacenar y poder evocar lo que hemos aprendido. La memoria es primordial para la vida cotidiana. Cuando se producen alteraciones graves de la memoria perdemos la identidad, el sentido de nuestra propia existencia y nos invalidamos. La corteza cerebral es la sede de la memoria, de la misma forma que también lo es del lenguaje, del razonamiento abstracto o de las capacidades motrices y gestuales. El cerebro trabaja como un todo integrado, aunque también es cierto que diversas partes del mismo tienen funciones específicas relacionadas con la motricidad, el pensamiento o el lenguaje. Así, se entiende que cuando se lesionan determinadas áreas del cerebro, de forma selectiva, se produzcan deficiencias también selectivas en algunas funciones. Por ejemplo, una pequeña lesión focalizada en una parte del cerebro (como la que puede producirse en el caso de un infarto cerebral) puede dificultar el habla, produciendo afasia. Pero si otras partes cerebrales quedan preservadas, puede suceder que podamos entender lo que nos dicen, aunque no podamos hablar.

Lo que aprendemos, lo que llega por los órganos sensoriales (vista, oído, tacto, olfato y gusto) alerta al sistema límbico y, en lo que se refiere a grabar la memoria, estimula en particular a una parte de este sistema, el hipocampo. Se trata de una estructura formada por núcleos de neuronas, que se localiza en las partes temporales (o laterales) del cerebro, a ambos lados. Si imaginamos una aguja de hacer media que nos entra en la cabeza por delante y por encima del lóbulo de la oreja, atravesando el cerebro de un lado a otro, tocaríamos con la aguja las áreas temporales donde se hallan los hipocampos. Hace años que los neurólogos sabemos que la lesión del hipocampo estropea la capacidad de entrada de la experiencia en la memoria: no se puede aprender nada, e incluso se pierde parte de la memoria reciente. En las demencias, en especial en la enfermedad de Alzheimer, se producen lesiones en los hipocampos. De esta forma, la persona enferma no puede memorizar.

A partir del hipocampo, las informaciones se distribuyen por toda la corteza cerebral, almacenándolas en uno u otro archivo del cerebro en función de su contenido y calidad: palabras, caras, colores, razonamientos, conceptos...

El esfuerzo de evocación implica la actividad de muchas áreas cerebrales, pero entre todas ellas es especialmente importante el conjunto de redes neuronales que hay en la parte frontal (anterior) del cerebro que vehiculan la memoria de trabajo, la que utilizamos a diario para la vida cotidiana.

Cuando el cerebro filtra informaciones, que llegan por los órganos sensoriales, también realiza un importante esfuerzo de inhibición, para no permitir la entrada en la memoria de informaciones poco útiles, en función del interés emocional del momento. Con la edad, se produce un descenso en la capacidad de inhibición, del mismo modo que decae la capacidad de aprendizaje. El resultado es que entran en el cerebro más percepciones, pero nos cuesta grabarlas. Este fenómeno explica que, con los años, nos podamos atolondrar más fácilmente, o que nos cueste más separar las diversas tareas que tenemos en la mente. Igual como se amontonan en desorden los papeles sobre la mesa o en un cajón, también se acumulan en la mente percepciones diversas que se procesan lentamente.

¿CÓMO SE GRABA LA MEMORIA EN EL CEREBRO?

Cuando las informaciones llegan al cerebro, se producen estímulos químicos que provocan señales eléctricas en las neuronas. Estas señales hacen que varias neuronas entren en contacto mediante sinapsis. Cuando el estímulo se ha repetido, y el sistema límbico interpreta que se trata de una información relevante, se desencadena una especie de señal de interés o de alerta, lo que tiene como consecuencia que varias neuronas consoliden un circuito específico donde se fija el recuerdo. Los circuitos se vuelven progresivamente más complejos conectando miles de neuronas. Hay que tener presente que en el cerebro hay unos cien mil millones de neuronas, que pueden formar más de mil billones de sinapsis. Además, parece que en cada conjunto de neuronas interconectadas se pueden almacenar varias memorias diferenciadas, participando cada neurona, de forma más o menos intensa, en cada una de las memorias. Se produce de forma parecida a como una persona puede formar parte de varios clubes distintos a la vez, o de distintas redes sociales en internet, con intensidad diferente según el interés o estímulo de cada club.

La consolidación del recuerdo en las sinapsis depende de la síntesis de proteínas, o de partes de proteína, que forman los neurotransmisores. Es posible que el número de moléculas de neurotransmisores aumente según el estímulo, configurando de forma distinta la sinapsis. Cuando se alteran los neurotransmisores, quedan alteradas la fijación de la memoria y su evocación. En la figura 1 se puede observar que durante el envejecimiento, sin enfermedad, se preservan las conexiones sinápticas, pese a la pérdida de neuronas. En cambio, cuando se trata de la enfermedad de Alzheimer, además de la muerte de neuronas, que produce la atrofia cerebral (disminución del volumen del cerebro), también se pierde la capacidad plástica de las sinapsis. Así se diluyen los recuerdos.

El neurotransmisor más estudiado, en relación a la memoria, es la acetilcolina, que se altera en la enfermedad de Alzheimer, por lo que constituye una de las grandes líneas de investigación.

IMPORTANCIA DE LA ESTIMULACIÓN COGNITIVA,
MOTRIZ Y SENSORIAL

Si la fructificación de sinapsis guarda relación con su mantenimiento y, por tanto, con el aprendizaje, cuando nos jubilamos, y perdemos los estímulos laborales, es bueno recurrir a técnicas que mantengan la estimulación plástica del cerebro de cara a continuar formando nuevas si-

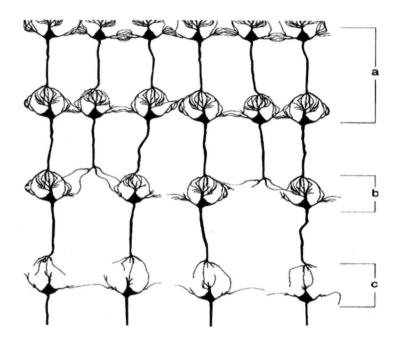

FIGURA 1. Arriba, sector a, se ven seis neuronas que contactan con las seis de abajo. En el envejecimiento sin enfermedad, sector b, se observa que a pesar de la pérdida de algunas neuronas, se mantienen las conexiones con las neuronas superiores, mediante un esfuerzo de ramificaciones de las neuronas supervivientes que compensa a las neuronas que faltan. En c se representa el envejecimiento con Alzheimer. Las neuronas supervivientes han perdido la capacidad plástica para poder compensar a las neuronas muertas. En consecuencia, quedan neuronas solas, sin posible contacto con otras.

Esquema del libro *El cerebro del rey*, de Nolasc Acarín, RBA.

napsis, y así mantener las capacidades mentales. Es conocido el beneficioso efecto del estudio de un idioma, de las técnicas informáticas o de una disciplina que nos había interesado de jóvenes, como la historia del arte. Puede que la actividad más estimulante para la plasticidad cerebral en las personas mayores sea la de proseguir la actividad musical. Las personas que tocan un instrumento de música se benefician de la estimulación más completa. Por la vista entra en el cerebro lo que se lee en el pentagrama, que mentalmente se traduce en sonidos de calidad y duración diferente. Las áreas motrices se activan al objeto de que los brazos y las manos produzcan los mismos sonidos en el instrumento musical. En paralelo, el oído recupera los sonidos y facilita que el cerebro evalúe de forma crítica lo realizado y corrija la interpretación. Es un trabajo muy completo que al final tiene la recompensa de la satisfacción emocional.

Como no todos sabemos tocar música, hay otras alternativas, como los juegos de mesa de cierta complejidad (cartas, ajedrez, dominó...). Algunos investigadores afirman que jugar a las cartas equivale a la lectura de un libro. Lo cierto es que este juego de mesa implica un esfuerzo de concentración, la necesidad de tomar decisiones, imaginar el juego de nuestros aliados y de los contrarios, seguir una estrategia. Además, es una buena ayuda para mantener la socialización de la gente mayor, otra forma de estímulo para la plasticidad cerebral.

3. EL DETERIORO Y LA DEMENCIA

¿QUÉ ES LA DEMENCIA?

Se entiende como demencia el proceso en el que una persona pierde las funciones intelectuales, desde la memoria al lenguaje, la capacidad para razonar, la orientación en el tiempo y el espacio, o la capacidad para reconocer lugares, objetos y personas, junto con alteraciones de la conducta. Esta pérdida se produce de forma lenta y progresiva, nunca repentina.

Ello significa que es un trastorno adquirido o que se manifiesta a partir de una cierta edad. No son demencias las deficiencias mentales que han surgido al nacer, por dificultades en el parto, por algún trastorno embrionario o por anomalía cromosómica, como el síndrome de Down. Tampoco son demencias las alteraciones mentales atribuibles a una enfermedad psiquiátrica de larga evolución desde la juventud. Esta última afirmación deberá ser revisada en el futuro cuando se conozcan las bases moleculares de la patología de las psicosis. Puede que entonces se vuelvan a definir las diferencias actuales entre la patología mental de origen neurodegenerativo, como son las demencias, y la patología psiquiátrica, de la que todavía no conocemos la base molecular.

La demencia supone un deterioro cognitivo (o mental) que altera y acaba incapacitando para las actividades de la vida diaria. Como he expuesto en el capítulo anterior, las pérdidas de memoria relacionadas con la edad no siempre pueden ser consideradas demencia, excepto cuando se suman a la pérdida de otras funciones cognitivas o conductuales, con lo que se produce la incapacitación de la persona afectada.

En técnica médica, decimos que la demencia es un síndrome. Esto es, un conjunto de síntomas y de trastornos que pueden aparecer en distintas enfermedades, de la misma manera que la fiebre y el malestar general pueden ser consecuencia de la gripe o de otras enfermedades. La demencia está provocada por todas las enfermedades *demenciantes* que se exponen en los capítulos siguientes. De todas formas, ya que la más frecuente es la enfermedad de Alzheimer, utilizaré esta demencia como hilo conductor para la historia de los trastornos.

Según la enfermedad originaria, los síntomas pueden ser diferentes. Incluso en el caso de la misma enfermedad, se observan diferencias sintomáticas entre los pacientes, probablemente en función de la genética, la biografía, la personalidad anterior, la edad de inicio, los antecedentes patológicos de cada enfermo, como también de la coexistencia de otras lesiones cerebrales yuxtapuestas. Como se explica en los siguientes capítulos, en la enfermedad de Alzheimer la primera afectación es la pérdida de memoria, mientras que en las demencias frontotemporales prevalecen los trastornos de la conducta, y en la demencia por cuerpos de Lewy domina la alteración visoespacial, junto con la disminución de la iniciativa para el movimiento, lentitud motriz y rigidez muscular. Por otro lado, en la demencia vascular hay antecedentes de ictus (infartos cerebrales).

El predominio de unos u otros síntomas es consecuencia del tipo de estructura cerebral que se afecta al principio, según qué enfermedad haya causado la demencia. Cuando la degeneración del tejido nervioso afecta a áreas temporales (o laterales) del cerebro, como sucede en la enfermedad de Alzheimer, el trastorno inicial está más relacionado con la alteración de la memoria. En cambio, cuando se altera la parte frontal (o anterior del cerebro), los síntomas dominantes están relacionados con trastornos de conducta. Así, se conforman varias expresiones clínicas, como se ha podido observar en los ejemplos del capítulo 1.

También hay diferencias según si las lesiones cerebrales iniciales son corticales, en la corteza de la parte superior del cerebro, o subcorticales, en el centro del cerebro. El cerebro comprende una gran cantidad de centros y vías que tienen funciones diferenciadas; aunque todos ellos estén integrados en el conjunto del sistema nervioso, se puede entender que, según dónde se inicie la alteración, según dónde se sitúe la primera lesión o de qué tipo de lesión se trate, tendrá una expresión sintomática diversa. En los capítulos siguientes me referiré a este tema al hablar de las distintas enfermedades que pueden producir demencia.

En todo caso, los síntomas se van extendiendo. A pesar de las diferencias entre los diversos tipos de demencia, he preferido hacer una exposición de conjunto de la progresión del deterioro en la demencia que sigue la enfermedad de Alzheimer.

Cuando el síntoma inicial es la pérdida de memoria, la sospecha de demencia llega cuando se suman alteraciones en el comportamiento. Por ejemplo, cuando el paciente ordena las cosas de forma distinta a la habitual y después no las encuentra. O cuando aparecen dificultades para orientarse. En el orden doméstico, en la gestión de las compras de comida, sea por olvido de lo que se iba a comprar o por errores en la comprensión del precio de las cosas, o se producen errores en la cantidad de alimentos que se tienen que comprar. En ocasiones, es el propio paciente el que explica que, además de una alteración de la memoria, tiene una sensación extraña, que se siente distinto de antes, con menor capacidad de trabajo, que le cuesta entender lo que le dicen. La familia puede observar que el paciente está desinteresado por la relación social, o simplemente que en general está apático, sin ningún foco de interés en su vida. Más adelante, aparecen deficiencias en la higiene y en el vestir, confusiones en las relaciones afectivas, con pérdida de empatía, demandas sexuales inapropiadas, agresividad y desinterés por la vida cotidiana, trastornos de personalidad y cambios en el carácter o alteraciones del sueño.

LA DEPRESIÓN COMO PRIMER SÍNTOMA

A veces, la consulta se realiza porque el paciente lleva muchos meses con una depresión que no ha mejorado con tratamiento psiquiátrico, o que si bien mejoró al iniciar el tratamiento, después la depresión rebrotó con fuerza. Se trata de personas que no habían tenido depresión en la juventud. El paciente está apático y triste, aunque no llore, como preocupado, sin saber explicar los motivos que lo llevan al desánimo. Habla poco, está pasivo, observando el desarrollo de la consulta como si él no fuera el protagonista. A pesar de ello, el paciente todavía no acusa otras deficiencias: se vale por sí mismo, hace vida normal y contesta bien a todas las preguntas. También puede suceder que el paciente esté muy intranquilo, que se sienta agobiado, que llore, que no pueda contestar preguntas y que no entienda por qué lo han llevado al médico. Siente que los familiares lo están acusando de no haber hecho algo bien, de portarse mal. En otras ocasiones, el paciente ríe de forma infantil, sin entender por qué lo llevan a la consulta, y, al preguntarle, lo explica como una decisión de los familiares por motivos que desconoce, y vuelve a reír. Algunos pacientes se enfrascan en reflexiones que no vienen al caso, enunciando principios o ideas generales sobre la vida, enredándose en un discurso sin fin.

OTROS COMIENZOS

A veces, se trata de personas que han tenido siempre una vida pasiva, estrechamente dependiente del cónyuge, casi sin ideas propias. Eran personas que vivían bien y que se sentían contentas sometidas a las directrices y las costumbres que imponía la familia. En general, se trata de personas pobres de espíritu, con una cultura muy limitada, sin vida social. En estos casos, la consulta acostumbra a realizarse por iniciativa de algún familiar que observa que, traspasado el ecuador de la vida, esa persona aún hace menos que antes de que los hijos se fueran de casa.

Les llama la atención su falta de ilusiones y proyectos, sin que sean conscientes de su pasividad. Cuando eso sucede, es conveniente consultar al neurólogo.

Puede que el motivo de la primera consulta sea una conducta rara o sospechosa de trastorno mental. No es infrecuente que lo sea por un problema de celos que no se pueden verificar. La famosa primera descripción de la enferma que observó el doctor Alois Alzheimer, a principios del siglo XX, giró en torno a este problema inicial, como se explica en el próximo capítulo.

Otras veces, se consulta porque el paciente se queja de sospechas que recaen sobre un familiar, que dice que le quiere robar o envenenar. También se da el caso de que el paciente haya escandalizado a la familia porque ha imaginado un gran negocio, que precisa de una fuerte inversión pero que tendrá grandes beneficios. Los familiares intentan hacerle ver que la idea es poco apropiada, incluso peligrosa para su patrimonio. Pero el paciente no los quiere escuchar o piensa que se han confabulado para quedarse con su dinero. Son personas que inician la demencia con un cuadro sintomático que recuerda a un trastorno mental como una psicosis, con obsesiones, paranoias, fabulaciones, delirios o alucinaciones. Se entiende que en estos casos no hay antecedentes de enfermedad mental previa. Al contrario, hasta entonces, el paciente había demostrado un gran sentido común, lucidez y capacidad autocrítica. En ocasiones, las alucinaciones aparecen de forma precoz, de tal modo que el paciente se queja de que hay extraños en casa. A menudo los señala, pidiendo que les digan que se vayan. Los familiares se desconsuelan explicando que no hay nadie, y el enfermo los mira perplejo, con desconfianza y extrañeza.

Al principio, la demencia evoluciona de forma más o menos rápida, según cuál sea la enfermedad originaria, como se expone en los capítulos siguientes. También influye la edad. En las personas jóvenes, la evolución es más agresiva y rápida que en los viejos. Incluso influye el nivel cultural. En las demencias originadas por enfermedades menos malignas y en personas mayores, la evolución es más lenta si el paciente ha tenido una vida que le ha obligado a un trabajo intelectual. Y mejor aún si sigue activo a pesar de la edad.

Poco a poco la demencia va destruyendo todas las funciones mentales: memoria, sentido de la conducta conveniente o incapacidad para improvisar una respuesta de comportamiento frente a un nuevo estímulo. En cuanto al lenguaje, el deterioro comienza a hacerse evidente con la dificultad para responder de forma clara y concisa a las preguntas. El paciente da largas explicaciones, pasando de un tema a otro sin acabar de encontrar la forma de dar una respuesta sencilla o incluso perdiéndose en circunloquios o no recordando de qué hablaba. A veces la alteración más precoz es la pérdida del lenguaje espontáneo. No inician ninguna conversación, si bien aún tienen respuestas correctas cuando se les pregunta. Más adelante van olvidando el léxico, después pierden la sintaxis y, finalmente, sólo pueden pronunciar cuatro o cinco frases cortas, generalmente convencionales: *qué tal*, *cómo está*, *estoy bien*, *me alegro de verte*, *hace buen tiempo*, *aquí se está bien...* Recuerdo un paciente que, pese a que todavía podía hablar, repetía *no estoy*, *no estoy...*, y se quedaba serio, triste, abatido, con sensación de abandono. En algunos casos, la alteración del lenguaje es el primer síntoma. Los familiares observan que el enfermo va destruyendo la sintaxis y que pierde léxico en pocos meses. En general, lo asocian a pérdidas discretas de memoria, que por sí solas no hubieran precipitado la consulta, pero el trastorno del lenguaje es espectacular y altera por completo la vida laboral y social del interesado. Por otro lado, algunos enfermos que ya han perdido la capacidad para hablar pueden seguir leyendo en voz alta durante cierto tiempo, tanto en el propio idioma como en otro que conocían con anterioridad, pero no comprenden lo que leen ni pueden explicarlo. Finalmente, al cabo de unos años, el paciente se queda en silencio, a veces haciendo morros, chupando con los labios. Alguna vez he observado que en esta fase aún queda cierta capacidad para silbar y entonar alguna melodía sencilla.

Poco a poco, se va perdiendo la capacidad para reconocer objetos, lugares y personas. Al principio, los familiares se alarman por las confusiones con los objetos domésticos, después por el desconocimiento de sitios de la casa o porque el enfermo habla con el televisor, como si interpelase a los que allí aparecen. La desorientación en el espacio doméstico empeora en los casos en los que las familias se ven obligadas a que el enfermo pase un tiempo en casa de cada familiar. En estos casos, la desorientación empeora rápidamente. Para el enfermo con pérdidas cognitivas, es bueno estar siempre en el mismo domicilio, mejor aún si es en la casa de toda la vida, puesto que los espacios donde ha vivido están firmemente arraigados en el cerebro y pueden resistir la agresión del deterioro con más éxito.

Más adelante llegan las confusiones entre los miembros de la familia, llegando a creer que los hijos son sus hermanos o incluso los propios padres. El enfermo se encuentra solo pero precisa compañía, y no sabe expresarlo de otra forma que siguiendo por todas partes al familiar o al cuidador que tiene en casa. Vaya donde vaya, él lo sigue. Tiene que vivir pegado a quien representa para él el vínculo que le queda con la vida. No obstante, he observado también que a veces el enfermo identifica con propiedad a la persona más cercana de la familia, por ejemplo al cónyuge, a quien dedica miradas o gestos especiales, sin saber exactamente quién es y, evidentemente, sin poder hablar con él.

En esta etapa se va perdiendo la habilidad en los movimientos intencionados. Hay incapacidad para ejecutar el conjunto de movimientos habitualmente conocidos en respuesta a un estímulo, o para manejar adecuadamente los objetos familiares: coordinar las manos para tocarse una u otra oreja, no saber utilizar el pintalabios o la maquinilla de afeitar, el peine para peinarse o el lápiz para escribir o para hacer un dibujo sencillo (dos rectángulos). Hay también dificultades para dibujar la esfera de un reloj marcando la hora; para ponerse un vestido, descartando antes que el enfermo no tenga ninguna parálisis, sino que le falla la ideación en el cerebro de los movimientos conjugados... Es lo que en técnica neurológica llamamos apraxia. Un signo precoz de apraxia es la dificultad del enfermo para llevar el cinturón de seguridad en el automóvil, no sabérselo aflojar y no tolerar sentirse inmovilizado.

Al progresar la enfermedad, el paciente se está quieto durante horas, con la mirada fija. Puede hojear una revista, detenerse en una página, para volver luego atrás y adelante, y así repetidamente. Puede suceder también que con los dedos coja el dobladillo de la camisa o de una sábana y lo doble, enrolle y desdoble una y otra vez.

En paralelo, se va destruyendo la personalidad, la capacidad para el raciocinio y para el juicio. En cambio, aumenta la tozudez, el querer hacer la suya sin saber lo que se quiere, el no aceptar las razones de los otros o el ir diciendo que sí y seguir con sus ideas. Desaparecen las habilidades para cuidar de uno mismo, para ser autónomo. El enfermo se vuelve totalmente dependiente de los familiares y cuidadores. Se acaba produciendo la pérdida del sentido de identidad, la completa despersonalización. A la vez, el paciente pierde la expresión facial, no comunica ninguna emoción, camina de forma inestable, no acierta a asir objetos con las manos. Tiene una actitud de absoluta indiferencia y la mirada lejana.

He observado que algunos enfermos, incluso en estados de demencia avanzados, tienen efímeros momentos de clarividencia, en los que recuperan la intención en la mirada e incluso pueden articular, ocasionalmente, una frase gramaticalmente correcta y oportuna, sea como respuesta a una pregunta o, más intrigante aún, a modo de comentario a la conversación que tiene lugar en su presencia.

En las fases avanzadas pueden aparecer síncopes o desmayos por caída de la tensión arterial y falta de flujo circulatorio en el cerebro. También puede haber mioclonias (breves contracciones musculares involuntarias) y crisis epilépticas.

En resumen, hay trastornos por la progresión del déficit cognitivo y otros que tienen más relación con el estado de ánimo y la conducta. Todos ellos avanzan de forma inexorable y progresiva, con algunas diferencias según cuál sea la enfermedad originaria, el tipo de demencia.

En el siguiente cuadro se resumen las *alteraciones más habituales*.

Deficiencias cognitivas:

- Pérdida del aprendizaje de cosas nuevas.
- Pérdida de memoria reciente.
- Pérdida de memoria antigua.
- Pérdida de la orientación en el tiempo y el espacio.
- Pérdida del reconocimiento de objetos, espacios y personas.
- Pérdida de la habilidad para los movimientos conjugados con un objetivo: vestirse, lavarse, comer con cubiertos...
- Pérdida del lenguaje.
- Alteración del sueño, con somnolencia de día y agitación nocturna.
- Pérdida del equilibrio.
- Pérdida de la coordinación motriz para caminar.

Trastornos del estado de ánimo y de la conducta:

- Apatía.
- Paranoias.
- Depresión.
- Ansiedad.
- Euforia.
- Irritabilidad.
- Agitación.
- Delirios.
- Alucinaciones.
- Desinhibición.

Al final, llega la imposibilidad para conjugar los movimientos necesarios para caminar, para moverse en la cama y para tragar (deglutir) alimentos y líquidos. El enfermo, cuando está bien cuidado, no padece molestias físicas. Al mismo tiempo, no tiene conciencia de su deterioro, por lo que no sufre dolor emocional, a diferencia de los familiares, que sí lo sufren.

Es una secuencia evolutiva dramática que acaba despersonalizando y paralizando al enfermo, que queda en estado vegetativo hasta la muerte.

En general, la muerte del paciente se produce como consecuencia de una infección sobrepuesta, respiratoria, urinaria, o por las llagas que aparecen por estar permanentemente acostado, en las zonas de apoyo en la cama, como el talón o la parte inferior de la espalda. Otras veces, a menudo en el caso de los ancianos, se produce la muerte súbita por paro cardíaco. La muerte se produce entre cinco y doce años después de iniciada la demencia.

Las familias son testigos mudos de la deriva del enfermo, que no se mueve, no les habla, no les mira, es dependiente para todo, sin poder recompensarlos por el gran esfuerzo emocional que realizan desde hace tiempo, con el dolor que implica la pérdida de una persona querida. Como me decía un familiar: «*Mi madre está inválida en la cama con los ojos tristes, que ya no miran*».

ETAPAS EVOLUTIVAS

La evolución descrita va completando, lentamente, diversas fases, que pueden ser diferentes en cada enfermo. Estas etapas se aprecian de forma más completa en la enfermedad de Alzheimer. Con todas las reservas y variaciones, se pueden delimitar cuatro grandes fases:

a) A pesar de las primeras pérdidas cognitivas y de alguna alteración de la conducta, el paciente tiene capacidad de comprensión sobre sí mismo y el entorno, con conciencia de la situación. Por tanto, tiene capacidad para entender lo que le sucede y puede tomar decisiones sobre su vida, la familia y su patrimonio, con ayuda familiar.

b) Invalidación por la pérdida de memoria y desorientación, manteniendo el lenguaje y la capacidad de reconocimiento en el ámbito familiar, precisando apoyo y supervisión para las actividades de la vida diaria (higiene, vestirse, alimentación, salir de paseo...).

c) Dependencia para las actividades de la vida diaria, pérdida del lenguaje, pero con mantenimiento de alguna gestualidad para mostrar dolor o bienestar, así como la movilidad para los desplazamientos de forma autónoma o con poca ayuda.

d) Vida vegetativa, sin gestualidad comunicativa, sin movimiento y con dificultades de deglución.

En el capítulo 7 se exponen los tipos de test para el diagnóstico, así como las escalas para la valoración del grado de la demencia.

Es aconsejable que la consulta al neurólogo se realice en la etapa *a*, cuando el paciente aún puede colaborar y tomar decisiones, a fin de hacer el diagnóstico de probabilidad de forma precoz y así establecer las mejores medidas de convivencia. La precocidad del diagnóstico en personas relativamente jóvenes tiene, además, la ventaja de que pueden decidir participar en los ensayos clínicos de los nuevos tratamientos que aparecen.

4. FRECUENCIA, CAUSAS
Y TIPOS DE DEMENCIA

Las enfermedades *demenciantes* son más frecuentes a partir de los 50 años. Antes de esa edad, son excepcionales y afectan a menos del uno por ciento de la población. En cambio, a medida que aumenta la edad, son más frecuentes. Así, afecta al cinco por ciento de la población entre 60 y 69 años, al veinte por ciento de los que tienen entre 80 y 89 años y al treinta y cinco por ciento entre los 90 y 99 años. Todavía no sabemos si la incidencia de la enfermedad se estabiliza a partir de los cien años o bien sigue aumentando. Aun así, en un estudio reciente realizado en 911 personas de más de 90 años, se concluye que la prevalencia de demencia se duplica cada cinco años en las mujeres pero no entre los hombres.

El incremento de la esperanza de vida, que se ha duplicado en el siglo XX, hace que el número de personas mayores haya crecido de forma exponencial. En 1900, en España había un millón de personas con más de 65 años. La previsión para 2020 es de ocho millones y medio, de los que cerca de tres millones tendrán más de 85 años. Son cifras que invitan a la reflexión, cifras significativas que permiten prever un aumento importante de personas con demencia e incapacitación. Es un gran reto para los legisladores y para la administración, pero también para las familias, que tienen que prever qué harán con los abuelos.

Por lo que refiere a la desigual *vulnerabilidad por sexo*, según se trate de mujeres o de hombres, las cifras actuales demuestran que dos tercios de los enfermos son mujeres y un tercio hombres. Es más frecuente en mujeres, sin que sepamos por qué. Las teorías que se apoyaban en la caída de los estrógenos (hormona femenina) en la menopausia no parecen prosperar. Recientemente, se está investigando sobre una variante genética del cromosoma X que parece aumentar el riesgo para la enfermedad de Alzheimer, por lo que a las mujeres se acumula dicha influencia al sumar los dos cromosomas X. Por otro lado, hay que recordar que la esperanza de vida en España es de cuatro años más para las mujeres que para los hombres, lo que comporta que en cifras absolutas también haya más mujeres mayores. Por tanto, las mujeres son más susceptibles de sufrir demencia.

TIPOS DE DEMENCIA

La demencia más frecuente es la producida por la enfermedad de Alzheimer, que afecta al sesenta por ciento de este tipo de enfermos. Cerca de un diez por ciento sufre demencia frontotemporal y otro diez por ciento, demencia por cuerpos de Lewy. Entre las enfermedades de inicio no degenerativo, un diez por ciento corresponde a las demencias vasculares y el diez por ciento restante a aquellas producidas por las causas que se recogen en este listado:

- Hidrocefalia de la gente mayor.
- Anoxia cerebral por paro cardíaco.
- Traumatismo craneal.
- Alcoholismo.
- Enfermedades de la glándula tiroides.
- Falta de vitamina B12.
- Tumores cerebrales.
- Efecto adverso de la radioterapia sobre el cráneo.
- Enfermedades inflamatorias del cerebro, como las encefalitis.
- Trastornos metabólicos.
- Deshidratación (en los ancianos).

En la práctica, la demencia frontotemporal y la demencia con cuerpos de Lewy se han asociado durante muchos años a la enfermedad de Alzheimer debido a sus similitudes sintomáticas en el desarrollo de la demencia. Así se entiende que en algunas valoraciones la enfermedad de Alzheimer llegue al ochenta por ciento de los casos de demencia.

En los siguientes capítulos se exponen las características clínicas de las demencias más frecuentes.

COSTE DE LA DEMENCIA

La frecuencia de las demencias es la causa de que hoy en España haya ochocientas mil personas afectadas en diversos grados, más de la mitad de ellas en estado de dependencia. El coste de la atención doméstica, social y médica se sitúa por encima de los treinta mil euros anuales por enfermo.

Al desembolso económico que generan estos enfermos

hay que añadir el desgaste emocional de la familia que, día a día, ve cómo va perdiendo a un ser querido, con el que no se puede comunicar, pero que al mismo tiempo sigue vivo. Primero lo cuidan en casa, después con la ayuda que supone asistir a un centro de día, precisando de un medio de transporte adecuado. Más adelante hay que organizar una complicada y costosa logística doméstica que comprenda las veinticuatro horas del día, o ingresar al enfermo en un centro asistido. Se debe considerar que en la asistencia domiciliaria no se puede cuantificar el tiempo de dedicación familiar y, aún menos, el coste emocional que en el día a día desgasta a los cuidadores más cercanos, que en general son las mujeres de la casa, esposas e hijas. Los hombres no se dedican tanto a la asistencia, y, cuando lo hacen, salen emocionalmente más desgastados, probablemente porque las mujeres son más generosas, tienen más paciencia, y en la sociedad tradicional han estado más vinculadas a la atención a los familiares. Recuérdese que con cierta regularidad las noticias informan de la desgracia de un abuelo que se ha suicidado, después de matar a una mujer enferma, ya que no resistía sobrevivir con la pesada carga de haber perdido la presencia de la esposa en la soledad familiar. Estos terribles asesinatos son un coste que ejemplifica el estrés, la impotencia y el sufrimiento de los familiares.

En cuanto a la *determinación genética*, se ha descubierto la implicación de algunos genes correspondientes a varios cromosomas, pero los tests diagnósticos tienen una capacidad de predicción todavía muy reducida. Por esta razón, los estudios genéticos se realizan sólo a efectos de mejorar la investigación, pero aún no como herramienta al servicio del diagnóstico práctico.

La enfermedad de Alzheimer tiene una herencia compleja. En algunas formas familiares de comienzo precoz, antes de los 50 años, se conocen los genes implicados en la mayoría de los casos. También en algunas formas de aparición tardía. Pero estos casos afectan a una pequeña parte de enfermos de Alzheimer. Sabemos que la gran mayoría de ellos tienen antecedentes familiares, pero todavía no conocemos su base genética.

Es realista pensar que dentro de pocos años se podrán clasificar de nuevo las enfermedades que producen demencia, en base a correlacionar los datos clínicos con los genes implicados y con las lesiones que demuestran los estudios patológicos. En todo caso, pensamos que existe una susceptibilidad genética, aunque hoy no sea bien conocida ni esté del todo bien documentada.

A la hora de hacer el diagnóstico y establecer el pronóstico, los médicos nos seguimos guiando por la vía clínica, esto es, por los síntomas y los resultados de las exploraciones.

Al margen de la susceptibilidad genética, hay *factores que predisponen* a tener enfermedades *demenciantes*. Éste es un punto primordial para poner en marcha estrategias de prevención. Las personas con más actividad intelectual, cultura, formación académica, implicación social, rendimiento laboral con esfuerzo mental o aficionadas a los juegos de mesa de complejidad, como el ajedrez o el bridge, tienen menos posibilidades de desarrollar estas enfermedades, y si lo hacen evolucionan de forma más lenta, menos invalidante al principio, aunque sus cerebros sufran las lesiones propias de la enfermedad de Alzheimer. Esto se explica por la capacidad neuroplástica del cerebro, que, en las personas que realizan mucho trabajo mental, produce redes neuronales alternativas a las que han quedado afectadas por las lesiones. Paradójicamente, este hecho también explica que, en personas cultas, la demencia, si bien aparece más tardíamente, cuando lo hace tenga una evolución más agresiva, más devastadora. En la etapa inicial queda escondida por la actividad neuroplástica compensadora, y cuando ésta queda superada por la degeneración cerebral, la demencia avanza desbordada.

Las alteraciones circulatorias cerebrales, en especial cuando se han producido infartos, son a menudo el detonante de la demencia de Alzheimer. La reducción en la llegada de oxígeno al cerebro genera un estado de estrés celular en las neuronas que favorece el fallo bioenergético. Dos personas mayores pueden tener las mismas lesiones típicas de la enfermedad de Alzheimer, pero ésta aparece con todos sus síntomas mucho antes en la que sufre infartos cerebrales en relación con la hipertensión arterial, diabetes, aumento del colesterol, obesidad, sedentarismo, tabaco y alcohol.

En todo caso, hay que recordar que hoy no sabemos qué desencadena la demencia. Podemos hablar de susceptibilidad genética, de factores de riesgo vascular, de la peculiar biografía del enfermo, de la personalidad anterior a la aparición del deterioro, de trastornos cerebrales asociados, pero todavía no sabemos cuál es el factor desencadenante. Recientemente, algunos científicos proponen referirse a «complejos de demencias», en el sentido de que cada persona tiene una combinación propia de genes a combinar con diversas variantes de proteínas. En el futuro, habrá que situar a cada enfermo en un determinado espacio de los complejos de demencia, ajustando los criterios diagnósticos a cada persona para evaluar individualmente la estrategia terapéutica a seguir. En cada enfermedad neurodegenerativa aparece una proteína anómala (o más de una) que es decisiva en la cascada de alteraciones enfermizas que llevan a la muerte neuronal y a la invalidación de las sinapsis. A menudo se trata de una proteína que hace un pliegue anormal en el espacio. Por eso se vuelve tóxica y tiene predisposición a formar agregados nocivos para el sistema nervioso. La presencia de al menos una proteína anómala en el cerebro es el hecho capital en el origen de las demencias. Al mismo tiempo, los diferentes circuitos neuronales experimentan una determinada y distinta vulnerabilidad a cada trastorno proteínico. En pocas palabras, algunas variables genéticas pueden codificar proteínas anómalas. Son tóxicas para el sistema nervioso y a la vez su agresividad es distinta en cada una de las áreas cerebrales.

5. ¿QUÉ ES EL ALZHEIMER?

La enfermedad que con más frecuencia produce demencia fue descrita por primera vez en 1906 por el neurólogo alemán Alois Alzheimer, después de haber analizado el cerebro de una mujer, de nombre Auguste D, a quien había asistido y estudiado desde 1901. La enferma había recurrido a la consulta médica cuando tenía 51 años debido a un estado de intranquilidad motivado por una crisis de celos relacionada con su marido. Más adelante, acusó deterioro cognitivo progresivo, con comportamientos paranoicos, escondía los objetos domésticos, perdió rápidamente la memoria, se extraviaba dentro de su propia casa, estaba agresiva, gritaba de forma desconsolada y tenía alucinaciones. Fue destruyendo el lenguaje, después perdió la autonomía para el movimiento, quedándose en cama, hasta entrar en estado vegetativo y morir. Se extrajo el cerebro del cadáver y el doctor Alzheimer lo analizó descubriendo las lesiones características de la enfermedad que desde 1910 lleva su nombre. Hay que decir que esa paciente forma parte de los casos poco frecuentes por su relativa juventud.

La enfermedad de Alzheimer es la causante del sesenta por ciento de las demencias, tal y como se ha explicado en el capítulo anterior.

Como en las otras enfermedades neurodegenerativas que producen demencia, no se conoce qué es lo que provoca la degeneración del cerebro.

LESIONES POR EL ALZHEIMER

En la enfermedad de Alzheimer, se produce atrofia cerebral, especialmente en la corteza, por lo que el cerebro pierde volumen. En los análisis *post mortem* del cerebro se observan dos tipos de lesiones características: las placas de amiloide sobre las células y los ovillos neurofibrilares dentro de las células. Estas lesiones se hallan formadas por conglomerados anormales de proteínas que se depositan encima de las neuronas (placas) y dentro (ovillos neurofibrilares), alterando el funcionamiento del cerebro. En síntesis, se produce un depósito anormal de dos proteínas: la beta amiloide y la tau. Aunque queda fuera de los objetivos de este libro entrar en más detalles técnicos, también se produce una reacción inflamatoria de las células de la glía (las células cerebrales que acompañan a las neuronas), probablemente como paso previo al daño sobre las neuronas. Esta reacción inflamatoria es objeto de una notable labor de investigación encaminada a conseguir nuevas vías de tratamiento.

En consecuencia, se produce una pérdida de neuronas y, sobre todo, de sinapsis (conexiones entre las mismas), con disminución del neurotransmisor acetilcolina, y, probablemente, de otros neurotransmisores todavía no identificados. Estos déficits condicionan la evolución hacia la pérdida de la capacidad de aprendizaje, el deterioro cognitivo y las alteraciones de la conducta.

El estudio *post mortem* de las lesiones cerebrales es el único método para garantizar el diagnóstico de Alzheimer en personas que en vida han desarrollado una demencia.

Hay que decir que en el cerebro de las personas mayores es frecuente encontrar estas lesiones, pero en el caso del Alzheimer son mucho más abundantes. De todas formas, es probable que haya otros factores, hoy todavía no conocidos que, junto con las lesiones mencionadas, desencadenen las deficiencias cognitivas y las alteraciones de comportamiento.

ESTUDIO DE LAS MONJAS

Existe en Estados Unidos una orden religiosa femenina dedicada a la enseñanza, la de Notre Dame. En 1990 suscribió un acuerdo con un programa de investigación neurológica mediante el cual, en el momento de la muerte, sus miembros hacen donación de sus cerebros a fin de que se puedan realizar los análisis biológicos que se estimen oportunos. El estudio ofrece un amplio historial de las capacidades cognitivas de las monjas difuntas, desde sus trabajos durante el noviciado hasta una serie de exámenes neuropsicológicos que se realizan cada año a lo largo de toda la vida. De esta forma, es posible relacionar los hallazgos patológicos del cerebro con la información de las capacidades cognitivas en vida. Algunas monjas habían continuado activas en la enseñanza hasta los 80 años, con buen rendimiento cognitivo.

En los resultados publicados destaca el hecho de que las defunciones se produjeron en torno a los 90 años. Dos tercios de los casos analizados tenían lesiones típicas de Alzheimer en el cerebro, pero de éstas sólo la mitad había sufrido deficiencias cognitivas. Otro hecho coincidente es que los cerebros de las monjas con deterioro cognitivo eran los que tenían más atrofia. Parece ser que las personas que no se *demencian* es porque pueden mantener la suficiente función neuroplástica a partir de la estimulación cognitiva, de forma que las neuronas que sobreviven desarrollan ramificaciones que sustituyen a las sinapsis perdidas. Otras conclusiones del estudio de las monjas es que los pequeños infartos cerebrales predisponen a la enfermedad de Alzheimer, y, en cambio, las monjas con mayor habilidad lingüística en su juventud (que redactaban mejor los informes o que disponían de un rico vocabulario y una buena sintaxis) tenían menos riesgo de desarrollar una enfermedad de Alzheimer en el futuro.

Por otro lado, el estudio también ha descubierto que las monjas con actitudes y emociones positivas viven mucho más que las pesimistas y amargadas. Habrá que estudiar este hallazgo más detenidamente en el futuro, ya que puede avalar las tesis sobre la influencia del estrés en el envejecimiento y en la duración de la vida. Las personas pesimistas son más vulnerables al fracaso frente a la reacción del estrés.

En nuestro país, la estimulación cognitiva inherente a la actividad laboral se altera hacia los 63 años, edad media de jubilación. En cuanto a la habilidad lingüística, hay que recordar que en España se ha constatado un grave fracaso en el aprendizaje a lo largo de la adolescencia. En efecto, los chicos y las chicas que acaban la enseñanza obligatoria tienen un lenguaje pobre, carecen de hábito de

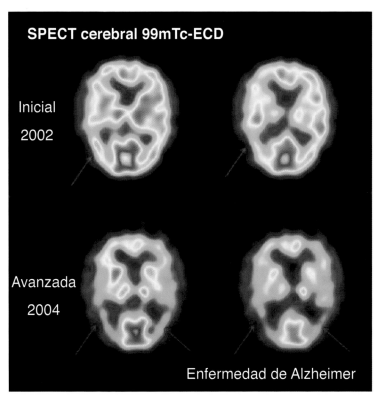

SPECT cerebral 99mTc-ECD

Inicial
2002

Avanzada
2004

Enfermedad de Alzheimer

FIGURA 3. Examen de SPECT cerebral. Arriba, al principio de la enfermedad de Alzheimer: obsérvese que hay zonas con coloración roja, lo que significa una buena calidad energética cerebral, a pesar de que ya se nota la extensión de las áreas verdes, que señalan baja actividad metabólica. Abajo, dos años y medio más tarde, la coloración roja todavía es más pobre. (Cortesía del doctor Antonio Muñoz García.)

lectura y todavía menos de escritura. La jubilación precoz y el fracaso escolar constituyen factores que pueden influir en el futuro de cara a hacer más vulnerable a la población frente al Alzheimer.

LA EVOLUCIÓN DE LA ENFERMEDAD DE ALZHEIMER

La evolución del Alzheimer en la gente mayor puede ser lenta y muy larga, de hasta diez años o más. En los jóvenes, en cambio, es más rápida. También hay diferencias según la edad respecto a los síntomas iniciales. En los ancianos acostumbra a iniciarse con dificultades de memoria y orientación, primero en el tiempo y más tarde en el espacio, mientras que en los jóvenes se inicia con déficits en la concentración mental y en el lenguaje.

Al inicio se produce una pérdida de la capacidad de aprendizaje, de forma que los enfermos no pueden incorporar nuevas informaciones. Disminuye la fluidez verbal y se pierde la capacidad de cálculo aritmético. La desorientación en el tiempo puede generar inquietud en el enfermo, que continuamente pregunta qué tiene que hacer. Es frecuente que tanto el enfermo como el cónyuge no le den importancia, incluso puede que digan que todo va muy bien y que hacen la vida de siempre, con miradas de complicidad entre ambos, como si estuviesen instalados en una fantasía de normalidad. Es la alarma de un familiar cercano la que lleva al enfermo a la consulta médica. La conciencia de enfermedad a menudo no aparece nunca, pues al principio se niega por desconocimiento y más adelante ya no se puede reconocer.

Después, la evolución es la general en las demencias, tal y como se ha expuesto en el capítulo 3: dificultades y pérdida del lenguaje; desorientación en el espacio, por lo que primero se pierden por la calle y después en casa; trastornos de la praxis (capacidad para realizar movimientos intencionales complejos como vestirse o comer con los cubiertos); pérdida de la fijación de la mirada (embobarse ante un texto que no leen); pérdida de la capacidad de reconocimiento de las personas o confusión en la identificación de familiares, no reconocimiento de los objetos de la casa; alucinaciones; delirios; agitación; apatía; trastorno del sueño con somnolencia diurna e insomnio agitado de noche; y algunas veces, trombosis venosa, crisis epilépticas y síncopes.

La depresión, que muchas veces aparece al inicio de la enfermedad, puede ser reactiva a los déficits que observa el paciente. Pero en el caso de una persona de mediana edad hacia delante, sin antecedentes de haber tenido depresiones en la juventud, hay que pensar que es el inicio de una demencia.

La aparición de las deficiencias es muy irregular. Hay enfermos que sufren un deterioro cognitivo muy rápido, mientras que otros mantienen la memoria, el lenguaje y el reconocimiento de las personas, pero presentan graves trastornos de conducta, con celos respecto al cónyuge, agresividad, delirio de persecución, paranoias y desconfianzas en el marco familiar respecto al patrimonio y los ahorros.

El pronóstico de cara al futuro es peor cuanto más rápido ha sido el inicio de la enfermedad. Si ha comenzado de forma rápida y agresiva, deteriorando rápidamente al paciente, la evolución será también más rápida, llevando al estado vegetativo en pocos años. La edad joven en el inicio, por debajo de los 65 años, también es de peor pronóstico. En las mujeres, así como en las personas con un bajo nivel cultural, la evolución también es más agresiva. Tanto el sexo femenino como la precariedad cultural son factores de mayor riesgo, tal y como se ha expuesto en el capítulo anterior.

La descripción que se ha hecho hasta aquí se corresponde con la enfermedad de Alzheimer esporádica, sin vinculación genética conocida en la actualidad. Hay otras formas que sí tienen vinculación hereditaria, y se llaman enfermedades de Alzheimer familiar. Por suerte, su frecuencia es muy baja. Dentro de las demencias familiares se incluyen varias formas de enfermedad que se diferencian por el tipo de gen anormal que presentan y por distintas acumulaciones de alterados de proteínas en las neuronas.

Existen formas muy agresivas de Alzheimer que se inician antes de los 45 años, a menudo con trastornos de la conducta en personas que anteriormente ya tenían una personalidad peculiar, con baja sociabilidad, y que eran poco comunicativas. Otras veces, comienzan por alteraciones del lenguaje. Se trata de enfermos que tienen un antecedente familiar conocido en la generación anterior, que también tuvo los primeros trastornos antes de cumplir los 65 años.

Otras formas de Alzheimer familiar comienzan entre los 50 y los 65 años, con una evolución más clásica, no tan agresiva como las formas *juveniles*.

Existe una variante familiar de comienzo tardío, en la

vejez, similar a la enfermedad esporádica que se ha descrito páginas atrás. Algunas veces, los afectados son personas que a lo largo de la vida han sido introvertidas, poco comunicativas, poco sociables, con bajo trabajo intelectual. Tienen el antecedente familiar evidente en la generación anterior, por lo que la familia entiende y explica que ya le ha llegado la edad de la demencia, como le había sucedido a otro familiar.

En los países donde es habitual practicar la autopsia a los difuntos, como en Estados Unidos, se encuentran las lesiones típicas de Alzheimer en la mayor parte de personas de más de 70 años, si bien sólo una parte de ellas habían desarrollado una demencia. La coincidencia de demencia en vida y de lesiones cerebrales, que se detecta en el estudio *post mortem*, permite establecer el diagnóstico de certeza.

Actualmente, el diagnóstico de probabilidad se establece cuando aparecen los trastornos de conducta y los déficits cognitivos. Algunos científicos sostienen que el inicio de las lesiones degenerativas del cerebro puede haber comenzado diez o veinte años atrás, por lo que la enfermedad se podría iniciar hacia los 40 o los 50 años de edad. Todavía no lo sabemos con certeza. En el futuro será importante que estos estudios consigan resultados válidos y bien documentados. Conocer bien este inicio será fundamental cuando se descubra el tratamiento eficaz, pues podrá aplicarse antes de que comiencen los síntomas de deterioro.

6. LAS OTRAS DEMENCIAS

Popularmente, se califica como Alzheimer tanto a esta enfermedad como a las otras demencias neurodegenerativas: la demencia frontotemporal y la demencia con cuerpos de Lewy, que incluye la demencia de los casos avanzados de enfermedad de Parkinson. En sentido estricto, se deben considerar enfermedades distintas al Alzheimer, por más que los síntomas se parezcan.

Bajo la denominación *demencia frontotemporal* se incluyen los procesos que producen una atrofia cerebral que afecta principalmente a los lóbulos frontal o temporal, es decir, a las partes delantera y lateral del cerebro. La enfermedad de Pick es la forma clásica de referirse a ella, en referencia a Arnold Pick, neurólogo alemán (aunque nacido en Praga) que la describió en 1892, después de estudiar el cerebro de un hombre de 71 años que había presentado trastornos de comportamiento y del lenguaje durante los últimos años de su vida.

A diferencia de la enfermedad de Alzheimer, la patología de Pick afecta más a los hombres que a las mujeres, y la mayoría de los pacientes son un poco más jóvenes.

La atrofia frontal hace que predominen los trastornos del comportamiento, la pérdida de la autocrítica, de la empatía, de las convenciones sociales, de la responsabilidad personal. Se produce dejadez en la higiene y en el vestir, desinhibición, aislamiento social, bromas infantiles, pérdida del lenguaje espontáneo y, más adelante, alteraciones en la locución y articulación de las palabras, apatía, ansiedad y a menudo también trastornos motrices, con rigidez y alteraciones en el gesto. En los primeros años, llama la atención que hay poca afectación de la memoria, y se conserva la orientación en el tiempo y en el espacio.

Es frecuente que la primera consulta sea al psiquiatra por trastornos de conducta, por dejar el trabajo, por malgastar dinero o por tener comportamientos obsesivos, mal carácter, sin que el enfermo lo acepte, sin que reconozca lo que le pasa. En ocasiones, se trata de personas que han tenido problemas con la policía por alterar el orden con exhibiciones sexuales (alteración de la conducta moral). En otras, llama la atención la pérdida de las formas educadas en la mesa, cogiendo la comida con las manos, con glotonería, ensuciándose la cara y la ropa. Puede suceder que cuando consultan al neurólogo ya hayan destruido su vida, que hayan perdido el trabajo, la familia, el patrimonio. Es posible que algunos vagabundos asociales sean personas con esta enfermedad.

Puede distinguirse entre las formas en las que predomina el trastorno de conducta y otras en las que la afectación del lenguaje es el síntoma más aparente.

Con el tiempo, los enfermos se vuelven más apáticos, abúlicos. Sin capacidad para tomar decisiones, derivan lentamente hacia el quietismo. Se quedan en la cama y no quieren hacer nada durante horas. Finalmente, sufren trastornos del equilibrio, de la movilidad y del control de los esfínteres, con un estado de demencia completa.

En el estudio biológico del cerebro, además de atrofia frontal y temporal, se observan unas neuronas globosas y pálidas, tal y como lo describió Pick, y también unos depósitos anormales de proteínas.

En algunos casos, se conocen antecedentes de una dolencia parecida en otros miembros de la familia. Se han descrito varias mutaciones en algunos genes, pero sin utilidad diagnóstica práctica en la actualidad, si bien el test genético está en fase de experimentación en algunos hospitales.

La *demencia con cuerpos de Lewy* (DCL) es una patología relacionada con la enfermedad de Parkinson. Ambas enfermedades presentan las mismas lesiones cerebrales: neuritas distróficas y cuerpos de Lewy, que están formados por alterados de proteínas (así llamados en referencia a Friedrich H. Lewy, el patólogo alemán que las describió en 1912). La DCL comporta desde el inicio la evolución hacia el deterioro cognitivo y la demencia, mientras que la enfermedad de Parkinson comienza por el trastorno motriz.

La DCL se inicia en edades más avanzadas, después de los 70 años, con más alteración de la atención y la concentración que de la memoria. A veces, el enfermo pasa horas, y más adelante días, ausente, sin hablar, y de repente hace un comentario sensato en la conversación que sus familiares mantienen a su alrededor. Es habitual que haya alucinaciones visuales desde el comienzo. También rigidez muscular con alteración del equilibrio, por lo que las caídas al suelo son frecuentes y el enfermo se invalida precozmente. Éste es un rasgo importante en la diferencia sintomática entre DCL y Alzheimer. En muchos enfermos hay alteración del sistema nervioso vegetativo o autónomo (el sistema nervioso que controla el funcionamiento del corazón, la presión arterial y la actividad visceral), por lo que se producen bajadas de la presión arterial que pueden llevar a un síncope (pérdida súbita de la conciencia).

La *enfermedad de Parkinson* fue descrita por el médico inglés James Parkinson en 1817 como «parálisis agitante», con temblor, alteración al caminar y rigidez muscular. En 1861, el neurólogo francés Jean Martin Charcot advirtió que, en la enfermedad de Parkinson, algunos enfermos sufrían alteraciones mentales al cabo de unos años. Hoy sabemos que la enfermedad de Parkinson afecta a tres circuitos cerebrales distintos y complementarios: motriz, emocional y cognitivo. La alteración motriz se caracteriza por hipocinesia (hipoactividad motriz, disminución de la movilidad espontánea, de la mímica facial), rigidez muscular, trastorno para mantener la postura y temblor no constante. La afectación del circuito emocional condiciona cierta labilidad del estado de ánimo, con lentitud mental, dificultades para el control de los impulsos o de los deseos, dando la apariencia de personas caprichosas, además de condicionar una personalidad obsesiva, con cierta rigidez moral. Estos dos aspectos aparecen en los enfermos de Parkinson desde el inicio de la sintomatología. A veces, incluso la disfunción emocional es muy anterior al inicio de los trastornos motrices, configurando la peculiar personalidad de esa persona desde muchos años antes. El tercer circuito afectado por las lesiones cerebrales produce el deterioro cognitivo, que aparece en los enfermos de Parkinson ya en las fases avanzadas de la enfermedad.

La demencia por enfermedad de Parkinson es fácilmente identificable, en la medida que el paciente ha pasado muchos años con los trastornos motrices característicos antes de la aparición del deterioro cognitivo. De todas formas, hay algunos pacientes que al final desarrollan la demencia con las lesiones típicas del Alzheimer. Una vez más, hay que realizar el estudio *post mortem* del cerebro para tener la seguridad diagnóstica.

La *demencia vascular* es el deterioro cognitivo que se produce en personas que han sufrido algunos infartos cerebrales, ictus, aunque hayan sido pequeños y transitorios.

La causa de esta demencia radica en las lesiones por isquemia y anoxia (falta de oxígeno) cerebral, o por las lesiones hemorrágicas, con ausencia de lesiones degenerativas.

Los factores de riesgo para las arterias, llamados *de riesgo vascular*, son bien conocidos, y su tratamiento evita la progresión de la demencia. Los más importantes son los siguientes:

• Hipertensión arterial.
• Diabetes.
• Colesterol alto.
• Obesidad.
• Sedentarismo.

- Tabaquismo.
- Alcoholismo.
- Enfermedades cardiocirculatorias.

Pero hay factores menos conocidos que también pueden ser importantes: el nivel bajo de vitamina B12 en el organismo y la alteración de una proteína que puede afectar a las paredes arteriales, la homocisteína.

En todo caso, el problema patológico se inicia con la alteración de la pared de las arterias, produciendo arteriosclerosis.

Modernamente, se sabe que los factores de riesgo vascular favorecen también la aparición de las lesiones típicas de Alzheimer, por lo que estos factores se pueden considerar también de riesgo en el Alzheimer. A menudo, los enfermos comienzan por tener un deterioro de origen vascular y acaban desarrollando una demencia de Alzheimer completa.

La demencia vascular puede ser de inicio repentino, después de un ictus y de progresión rápida, o de evolución más lenta siguiendo el cuadro sintomático general de las demencias descrito en el capítulo 3.

Cuando la alteración anóxica del cerebro afecta a la sustancia blanca, formada por las fibras que vienen o van hacia las neuronas del córtex, se puede producir un deterioro cognitivo conocido como encefalopatía subcortical de Binswanger (en referencia al neurólogo alemán Otto Binswanger, quien lo describió en 1894). En este caso se combina el trastorno cognitivo (alteración de memoria y lenguaje) y el estado de ánimo (apatía), además de ir acompañado de trastorno del equilibrio y de la marcha.

Algunas enfermedades vasculares tienen también una clara raíz familiar, aunque son muy poco frecuentes. La más conocida se llama CADASIL, por el acrónimo en inglés de *arteriopatía cerebral autosómica dominante con infartos subcorticales*. Suele comenzar antes de los 50 años, con antecedentes familiares conocidos. Se producen infartos frecuentes hasta la demencia y a veces se asocia también con antecedentes de migraña.

La *hidrocefalia de la gente mayor* es la causa más común de demencia entre las enfermedades que no son neurodegenerativas, y puede suponer hasta el cinco por ciento de las demencias. En los textos técnicos se denomina *hidrocefalia a presión normal*, a pesar de que ya sabemos que la presión del líquido cefalorraquídeo (LCR) es alta en los ventrículos o cavidades del interior del cerebro. La causa del aumento de la presión del LCR es todavía motivo de controversia. En algunos casos aparece como secuela tardía de una hemorragia cerebral, de traumatismos craneales, meningitis, cierre del acueducto de Silvio, tumores cerebrales o simplemente relacionada con la hipertensión arterial. En general, los síntomas comienzan con trastornos al caminar, porque el paciente tiene dificultad para avanzar los pies, que se pegan al suelo (sin ninguna parálisis), junto con la pérdida del equilibrio, acompañado de descontrol de los esfínteres. Más adelante aparece deterioro cognitivo: apatía, falta de atención y pérdida de memoria. El diagnóstico se confirma por resonancia magnética craneal, que demuestra la gran dilatación de los ventrículos cerebrales sin atrofia del cerebro, además de una sombra clara alrededor de los ventrículos, que indica que el tejido cerebral está empapado por LCR. Si el diagnóstico es precoz, se puede tratar mediante la instalación quirúrgica de un catéter, que desde los ventrículos cerebrales desciende (por debajo de la piel) hasta el peritoneo del abdomen, drenando así el exceso de LCR de los ventrículos. En personas de edad avanzada y de larga evolución, los resultados del tratamiento no son buenos, ya que el cerebro ha quedado lesionado.

Otras causas de demencia de origen no degenerativo son las del listado que se muestra en el capítulo 4.

- Anoxia cerebral por paro cardíaco.
- Traumatismo craneal.
- Alcoholismo.
- Enfermedades de la glándula tiroides.
- Falta de vitamina B12.
- Tumores cerebrales, benignos/malignos.
- Efecto adverso de la radioterapia sobre el cráneo.
- Enfermedades inflamatorias del cerebro, como las encefalitis.
- Trastornos metabólicos.
- Deshidratación en los ancianos.

Se trata de trastornos que perjudican a las células cerebrales, a las sinapsis y a las arteriolas del cerebro, que producen anoxia cerebral o todo a la vez. Conviene resolver el problema primario antes de que el tejido cerebral tenga lesiones estables.

7. EXPLORACIONES Y DIAGNÓSTICO

No disponemos de ninguna prueba que permita el diagnóstico de Alzheimer con certeza antes de la muerte del enfermo, que es cuando se puede realizar el estudio patológico del cerebro. Tampoco existe para las otras demencias degenerativas. Los neurólogos trabajamos en el estudio del enfermo a partir de su historia personal y familiar. Podemos explorar sus capacidades físicas y mentales, y después, con la ayuda de exámenes radiológicos complejos, realizar un diagnóstico de probabilidad que la evolución, con el paso de los años, hará más o menos verosímil. Finalmente, después de la muerte del enfermo, hay que practicar un estudio patológico de su cerebro, la única prueba que nos facilitará un diagnóstico seguro.

Se están realizando avances en la búsqueda de una prueba biológica fiable para el diagnóstico precoz de la enfermedad de Alzheimer. Se trata de conseguir que con un análisis del líquido cefalorraquídeo, o con un análisis de sangre, se pueda identificar alguna de las anomalías que produce la enfermedad. En la actualidad, se está ensayando con un análisis de sangre que determine la presencia de diferentes proteínas de forma anómala y específica en las personas que sufren Alzheimer. Es una línea de investigación en la que ya trabajan algunos hospitales, como el Clínic de Barcelona. En el futuro, este nuevo recurso permitirá el diagnóstico de certeza con la precocidad de la que hoy carecemos.

El diagnóstico genético sólo tiene utilidad práctica en el diagnóstico de algunas formas de demencia familiar, generalmente cuando se da en personas jóvenes. En los otros casos, no tiene sentido hacerlo, ya que la fiabilidad es reducida y además puede inducir a errores, incluso a engaños al dar una sensación de falsa tranquilidad a personas con riesgo. Sólo puede realizarse en casos de trabajos de investigación, siempre con el consentimiento del interesado y garantías de confidencialidad.

La *evaluación neurológica* comprende la historia clínica, la valoración de los antecedentes familiares y personales, en especial de las dolencias crónicas que pueda tener el enfermo, como puedan ser la hipertensión arterial, la diabetes, el aumento del colesterol, los hábitos tóxicos, el sobrepeso o el sedentarismo. La colaboración de los familiares en la elaboración del historial clínico es fundamental, ya que el paciente olvida algún dato importante o él no le da importancia, incluso en las etapas iniciales de la enfermedad.

A la historia clínica le sigue la exploración neurológica con el objeto de evaluar las funciones motrices, sensitivas, de la estabilidad, de la marcha o de las habilidades para los movimientos complejos, entre otros.

El neurólogo ha de comprobar que no existe otra enfermedad neurológica que pueda confundir el diagnóstico. Por ejemplo, si hay un trastorno del habla, se debe esclarecer que no es como consecuencia de un ictus. Y si hay una alteración en la marcha, tenemos que saber que el enfermo no tiene una parálisis.

La exploración se complementa con una analítica sanguínea para descartar otras patologías metabólicas o endocrinas, que pueden producir deterioro cognitivo y que en algunos casos son de fácil tratamiento, como pueden ser los trastornos de la glándula tiroides o un nivel bajo de vitamina B12.

A continuación, se realiza la *evaluación psicológica*, a partir de los tests que orientan sobre la pérdida de capacidades mentales, el nivel de las pérdidas, la coexistencia de otras alteraciones debidas a la ansiedad o a la depresión. Hay que distinguir bien si el enfermo tiene un trastorno cognitivo a consecuencia de la degeneración del tejido cerebral o debido a la falta de atención y concentración por un conflicto psicológico. En las etapas iniciales, a veces no es fácil tener esta seguridad, y hay que repetir los tests más de una vez, complementándolos con diferentes cuestionarios.

Antes de realizar los tests más completos, se pueden utilizar pequeños cuestionarios de uso habitual en la atención primaria, y que pueden ser de utilidad familiar.

La Asociación de Familiares de Alzheimer (AFA) recomienda una guía sencilla, realizada con la información que tienen los familiares, que puede servir como prueba de alerta:

TEST DE ALERTA DE DEMENCIA

El paciente...
- Hace la misma pregunta una y otra vez.
- Repite la misma historia palabra por palabra.
- Se olvida de cómo se cocina, de ordenar la casa, de jugar a las cartas o de cualquier otra actividad que antes hacía regularmente.

(Sigue)

- Pierde el hábito de pagar las cuentas.
- Se pierde en sitios conocidos o dentro de casa.
- Descuida la higiene personal, viste siempre igual e insiste en que se ha lavado y cambiado la ropa.
- Depende de otra persona, como el cónyuge, a la hora de decidir o de responder a preguntas.

Esta guía puede complementarse con un pequeño cuestionario (de Pfeiffer) de diez preguntas, a las que debe responder el paciente. Si se producen cinco o más errores, es probable que exista un deterioro importante y que el interesado haya iniciado el camino hacia la demencia.

TEST DE SOSPECHA DE DEMENCIA

1. ¿Qué día es hoy?
2. ¿Qué día de la semana?
3. ¿Dónde estamos ahora?
4. ¿Cuál es su domicilio?
5. ¿Cuántos años tiene?
6. ¿En qué día, mes y año nació?
7. ¿El nombre del presidente del gobierno?
8. ¿Y el del anterior presidente?
9. ¿Cómo se llama su madre?
10. Cuente de 20 a 1 bajando de tres en tres.

En la práctica médica, antes de proponer una evaluación cognitiva en mayor profundidad, utilizo una guía de sólo diez apartados para valorar cualitativamente si existe alarma de demencia:

- Pérdida de la memoria sobre personas o cosas, que ya no se vuelve a recordar.
- Desorientación en una ruta habitual: ir y volver de un sitio familiar o perderse en casa.
- Olvido o grave dificultad para las tareas rutinarias, como preparar la comida.
- Pérdida de la capacidad para vestirse y desvestirse sin ayuda (sin tener parálisis o fractura de huesos).
- Cambiar los objetos de un sitio a otro sin sentido, como meter el diario en el frigorífico.
- Alteración del humor sin motivo, pasando fácilmente de la alegría a la tristeza.
- Olvidar palabras del lenguaje cotidiano, con un discurso poco comprensible.
- Pérdida de la capacidad de iniciativa, de tomar decisiones.
- Dificultades para el pensamiento abstracto.
- Delirios o alucinaciones (sin antecedentes psiquiátricos anteriores).

Una forma sencilla de evaluar el pensamiento abstracto es utilizar refranes populares como pueden ser: *en casa de herrero, cuchillo de palo; quien a buen árbol se arrima, buena sombra le cobija; no por mucho madrugar amanece más temprano...*

El paciente que sufre un deterioro cognitivo con alteración del pensamiento abstracto no sabe qué comentar, no interpreta el sentido figurado de la expresión o, a lo sumo, puede contestar: «siempre amanece temprano», y sin saber añadir nada más.

Las pruebas anteriores califican las pérdidas cognitivas, por lo que sirven de pruebas de alerta o de alarma. Cuando existe la evidencia de un trastorno cognitivo, hay que hacer una evaluación cognitiva más completa que permita cuantificar el nivel de pérdida. El test más habitual es el MMS (de Folstein), acrónimo en inglés de *miniexamen del estado mental*. Como se ve a continuación, se trata de un conjunto de preguntas ordenadas en once apartados, que incluye la copia de dos polígonos superpuestos. La puntuación máxima es de treinta puntos. Las personas sanas obtienen más de veintisiete puntos; las que tienen un deterioro cognitivo leve (MCI) puntúan entre veinticuatro y veintisiete, mientras que en caso de demencia se quedan por debajo de los veintitrés.

MINIEXAMEN DEL ESTADO MENTAL (MMS)

1. Dígame en qué año estamos .... 1 punto
   En qué estación del año......................... 1 punto
   Qué día del mes es hoy .... 1 punto
   Qué día de la semana .... 1 punto
   En qué mes del año estamos .... 1 punto
2. Dígame dónde estamos: dirección, piso,
   ciudad, país..................................... 5 puntos
3. Repita las palabras: papel, cuchara, bicicleta .... 3 puntos

(Sigue)

---

4. Cuente atrás, bajando de 7 en 7,
   desde 100 hasta 60.............................. 5 puntos
5. Recuerde los objetos del punto 3................ 3 puntos
6. Dígame qué es esto (reloj, lápiz)................. 2 puntos
7. Repita: «ni no ni sí ni pero»...................... 1 punto
8. Coja el papel con la mano derecha, dóblelo
   por la mitad y déjelo en el suelo .... 3 puntos
9. Cierre los ojos, levante la mano izquierda ...... 1 punto
10. Escriba una frase con sentido, verbo y sujeto ..... 1 punto
11. Copie el dibujo.................................... 1 punto

Total:... 30 puntos

También tiene gran interés el test del dibujo del reloj (de Battersby y colaboradores). Sirve para evaluar la memoria, el lenguaje, la coordinación visoespacial y otras funciones cerebrales. En el caso de una persona que comienza a desarrollar una demencia, hay dificultad para realizar el dibujo. Consiste en pedir al paciente que dibuje un reloj.

Para hacer la evaluación completa se tiene que completar el examen del paciente con otros tests que midan la posible incidencia de procesos diferentes en la demencia, como puedan ser una depresión o los trastornos circulatorios crónicos en el cerebro que producen isquemia (falta de oxígeno).

Dibuje un reloj grande y con la esfera redonda.
Ponga en la esfera los números de las horas.
Ponga las agujas marcando las once y diez.

Puntuación:

Si el 12 está bien colocado .... 3 puntos
Si ha escrito bien los 12 números .... 2 puntos
Si las agujas están bien........................ 2 puntos
Si marca bien la hora .... 2 puntos

El resultado se considera normal por encima de los 7 puntos.

Para realizar una valoración más especializada y exhaustiva del grado de demencia, así como para evaluar si las funciones afectadas son más propias de la corteza cerebral o de las estructuras centrales del cerebro, y aún, para diferenciar la demencia de otras alteraciones mentales, se usan baterías de mayor envergadura como el Test Barcelona Revisado, TBR (de Peña-Casanova) y el Camdex (de Roth, Hupper y Mountjoy). A partir de la observación del enfermo, de escuchar sus respuestas y su discurso, así como de preguntar y escuchar a los familiares, y de hacer la valoración cognitiva, el neurólogo puede llegar a hacer una valoración del estado más inicial o más avanzado de la demencia en la que el paciente se encuentra. Existen escalas que ayudan a situar al enfermo en una etapa de la evolución de la enfermedad. La más comúnmente empleada es la escala GDS (Global Deterioration Scale, de Reisberg), para cuantificar de forma global la demencia.

ESCALA DE CUANTIFICACIÓN DE LA DEMENCIA, GDS

GDS 1: Ausencia de alteración cognitiva:
• Memoria normal y ausencia de quejas subjetivas.

GDS 2: Disminución cognitiva muy leve:
• Olvida dónde deja las cosas y los nombres de familiares.
• Sin defectos en el trabajo o en la relación social.
• Quejas subjetivas por déficit de memoria.

GDS 3: Deterioro cognitivo leve (MCI):
• Dificultad para recordar palabras leídas y el nombre de personas que acaba de conocer.
• Pierde cosas y se pierde en sitios poco conocidos.
• En el trabajo se quejan de bajo rendimiento laboral.
• Desconocimiento y negación de los déficits.

GDS 4: Deterioro cognitivo moderado:
• Falta de concentración, dificultad para recordar la propia biografía y los acontecimientos actuales.
• Descontrol económico, dificultad para viajar.
• Disminución de la capacidad de afecto, huida de situaciones exigentes.
• Negación de las deficiencias.

(Sigue)

GDS 5: Demencia inicial:
- Dificultad para recordar cosas importantes (domicilio, número de teléfono, nombres de familiares).
- Dificultad para contar hacia atrás.
- Desorientación en el espacio y en el tiempo.
- Autonomía para higiene y comida, pero precisa ayuda en el vestir.
- Necesita estar junto a otras personas.

GDS 6: Demencia moderada:
- Olvida el nombre del cónyuge, de los acontecimientos recientes, pero recuerda su propio nombre.
- Desconocimiento del entorno, del día, del año, de la estación.
- Necesita asistencia para las actividades cotidianas, posible incontinencia.
- Conducta delirante, obsesiones, abulia.

GDS 7: Demencia grave:
- Pérdidas psicomotrices como caminar. Permanece en cama.
- Incontinencia urinaria, dependencia para la higiene y para comer.
- Pérdida total del lenguaje. Pérdida de la intención en la mirada.

También es conveniente definir el grado de autonomía, invalidez y dependencia para las tareas básicas de la vida diaria. Con este objetivo se utilizan escalas que permiten obtener un índice que lo cuantifica. La escala más común es la de Barthel, en la que, a partir de la información que proporciona la familia o el cuidador, se evalúa el grado de dependencia del enfermo, valorando los parámetros de las actividades básicas de la vida diaria: comer, lavarse, vestirse, arreglarse, micción y deposiciones, trasladarse de un sitio a otro, caminar, subir y bajar escaleras.

La situación de plena independencia corresponde a cien puntos. Por debajo de los sesenta comienza la dependencia, que es grave si el paciente puntúa menos de treinta y cinco puntos y es total por debajo de los veinte.

Las *exploraciones de imagen* están ofreciendo grandes ventajas para el diagnóstico de las demencias. La resonancia magnética (RM) craneal permite descartar de antemano otras enfermedades del cerebro como las hemorragias y los grandes infartos, o los tumores cerebrales y las encefalitis, que, a veces, pueden presentar una sintomatología de deterioro cognitivo. De todas formas, se trata de una exploración que aún ofrece muchos falsos negativos. Ello significa que la normalidad de la RM no descarta la demencia, especialmente en el caso de los primeros síntomas.

La RM craneal permite ver y valorar la existencia de atrofia cerebral, sea de predominio en la corteza, como sucede en la enfermedad de Alzheimer, o en todo el cerebro, de forma global, propia de otras patologías (véase figura 2).

Con la RM se puede llegar a hacer estudios para evaluar la atrofia en determinadas zonas del cerebro (atrofias focales), método que en el futuro facilitará el diagnóstico diferencial entre las distintas demencias. De especial interés son los estudios recientes sobre la importancia de la

87

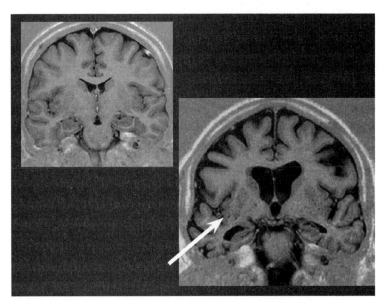

FIGURA 2. Examen del RM craneal. Arriba, imagen de RM normal en persona joven. Abajo, RM en enfermo de Alzheimer: obsérvese la atrofia (disminución de la masa cerebral), en especial en los hipocampos (*flecha*). (Cortesía del doctor Álex Rovira.)

presencia de infartos lacunares silenciosos (pequeños infartos) en la sustancia blanca cerebral (sin antecedente clínico de ictus), como indicador de que el paciente puede acabar desarrollando una demencia. Algunos trabajos incluso demuestran que la presencia de múltiples infartos lacunares tiene peor pronóstico, de cara al futuro, que el hallazgo de un gran infarto después de que el enfermo haya sufrido un ictus con secuelas. Ello explica que personas que han padecido un ictus con secuelas importantes, como la parálisis de medio cuerpo, puedan quedar con las funciones cognitivas preservadas.

La tomografía por emisión de positrones (PET) es una

técnica que está demostrando tener gran fiabilidad. Está basada en las alteraciones del metabolismo celular del cerebro captadas por una cámara especial, después de administrar al paciente un isótopo radiactivo. De todas formas, todavía no está disponible como exploración generalizable, y resulta muy cara.

La tomografía de emisión de fotón único (SPECT) está basada en la distribución de un contraste radiactivo en el cerebro, previa inyección en vena. Es una técnica fiable y mucho más accesible que la PET. Permite obtener una imagen de la actividad metabólica del cerebro, que muestra las deficiencias propias de las demencias en los lóbulos cerebrales (véase figura 3, lámina de color).

La combinación de la evaluación cognitiva con las pruebas de imagen está comenzando a fructificar. Se están elaborando escalas de pronóstico en personas que inician las pérdidas cognitivas, para así poder prever si a pequeños déficits cognitivos, o en el estado de MCI, hay más o menos posibilidades de evolucionar hacia la demencia, avanzando así la probabilidad diagnóstica con más anticipación.

El diagnóstico diferencial entre las tres demencias neurodegenerativas (Alzheimer, frontotemporal y DCL) a menudo no es fácil, en especial en las etapas iniciales de la enfermedad. La exploración con SPECT puede ser de gran ayuda. Pero aún hay que confiar en las diferencias sintomáticas.

Siguiendo a Juan José Zarranz, se puede realizar el siguiente esquema diferencial de las tres demencias:

Alzheimer:
- Comienzo lento que se manifiesta con dificultades de memoria, anomia y pérdida de fluidez verbal.
- Desconocimiento de lo que pasa por parte del enfermo.
- Pérdida del lenguaje, apraxia y pérdida de la capacidad de reconocimiento de personas y cosas.
- Aparición tardía de trastornos de conducta y del sueño.

Demencia frontotemporal:
- Personas más jóvenes
- Comienzo con trastornos de conducta (irritabilidad, desinhibición, pérdida de autocontrol, comportamiento obsesivo-compulsivo, apatía).
- Alteración precoz del lenguaje (dificultades para la articulación, pérdida de melodía, sin ritmo, voz monótona, repetición de las palabras que escucha, tendencia al mutismo).

Demencia con cuerpos de Lewy (DCL):
- Personas de más edad
- Comienzo con desorientación y alucinaciones visuales.
- Caídas y síncopes sin causa conocida.
- Oscilación entre un estado de confusión y delirio a otro de lucidez.
- Síntomas de enfermedad de Parkinson.
- Hipersensibilidad a los fármacos sedantes neurolépticos.

La valoración neurológica, junto con la evaluación cognitiva y el resultado de las exploraciones de imagen, permite establecer el diagnóstico de probabilidad, que se confirmará con la evolución del enfermo. La certeza diagnóstica, como ya se ha dicho, sólo se puede tener cuando se ha realizado el estudio patológico del cerebro, una vez el paciente ha muerto.

8. ASISTENCIA Y TRATAMIENTOS

CONSIDERACIONES GENERALES

Existe la costumbre de satisfacer la demanda asistencial con medicamentos, lo que conduce a que haya mucha gente mayor que tome diez o más fármacos al día, por otro lado con una irregular disciplina terapéutica: se olvidan de tomarse algunas dosis o se toman demasiadas. El exceso de medicamentos favorece la inestabilidad al caminar y, en el caso de psicofármacos, puede empeorar el deterioro cognitivo.

Es importante conseguir la máxima autonomía por parte del enfermo, de modo que siga lo más activo que sea posible. Además del beneficio cardiocirculatorio que comporta el ejercicio físico, y de la suerte de estar entretenido, tiene la ventaja de que se sigue estimulando el cerebro y así se ralentiza la evolución de la enfermedad.

PREVENCIÓN

La prevención de las enfermedades *demenciantes* es difícil, ya que no conocemos sus causas, pero existen medidas que tienen indudables efectos positivos. En todo caso, la prevención tiene como objetivo la conservación de las funciones cerebrales en el mejor estado posible, por lo que conviene mantener tanto la actividad mental como la actividad física. Ello significa: mantener estimulado el cerebro y cuidar la salud de las arterias que aportan nutrientes al cerebro, en especial oxígeno. Recientemente, se ha descubierto que con el ejercicio también mejora la actividad de la insulina en el cerebro, lo que favorece un buen nivel energético. Inversamente, cuando una persona obesa tiene diabetes de adulto, el cerebro puede salir perjudicado.

La actividad mental puede ser estimulada con independencia del nivel cultural del interesado. Es bueno que, después de la jubilación, se mantengan los compromisos y las responsabilidades en alguna tarea, como puede ser el voluntariado en alguna entidad sin ánimo de lucro, porque se combina la responsabilidad del trabajo con la satisfacción personal que supone llevar a cabo una labor útil a los demás.

Es recomendable la lectura y la escritura, especialmente sobre la propia biografía, lo que también ayuda a ordenar los recuerdos y a sistematizar el esfuerzo de evocación. Además, a las personas mayores les resulta muy estimulante comentar con familiares, como los nietos, la experiencia de su vida. Contra lo que muchos creen, en general los nietos también muestran un gran interés. Tiene un efecto favorable la práctica de juegos de mesa, como el ajedrez, las cartas y los crucigramas. En el apartado de bibliografía relacionada constan algunos libros con recomendación de ejercicios.

En cuanto al ejercicio físico, es recomendable que sea

moderado (más tiempo y menos esfuerzo), mejor si es en juegos de pelota con otras personas amigas. Así, al ejercicio físico se le suma la actividad social. Mantener la socialización es fundamental. O, dicho a la inversa: perder el contacto social precipita la evolución hacia la soledad y la demencia.

Es importante corregir los factores de riesgo vascular que pueda tener el enfermo: hipertensión arterial, diabetes, colesterol alto o sobrepeso, entre otros. Por lo que se refiere al consumo de alcohol, parece que no es nocivo tomar una copa de vino en las comidas. En cambio, no conviene beber destilados. El tabaco es nocivo para las arterias y, por tanto, también para el cerebro. Además perjudica a los pulmones y empobrece la oxigenación de la sangre que llega al cerebro.

Se ha hablado mucho sobre el efecto de los alimentos. Lo que parece más claro es que conviene llevar una dieta variada, aunque no muy abundante, y con predominio de los vegetales. Hay trabajos que demuestran el efecto beneficioso, protector, frente a la demencia, de la dieta mediterránea, variada y rica en verduras, que incluya ensaladas, aceite de oliva, fruta, pescado y poca carne. Es recomendable la ingesta de alimentos ricos en vitamina B6, B12, C y E, o en su defecto, tomar un complejo vitamínico, y también los productos de soja, por su elevado contenido en lecitinas y su correspondiente efecto antioxidante.

En el caso de que se haya sufrido un ictus (infarto cerebral), hay que ser muy estricto en el control de los factores de riesgo vascular, amén de tomar la medicación conveniente. Si existe alguna parálisis, hay que esforzarse en los trabajos de rehabilitación, que además de mejorar el déficit motriz, también sirven para estimular la plasticidad cerebral.

Es recomendable esforzarse en la buena utilización del lenguaje. Si es necesario, conviene recurrir a la gramática o al diccionario para expresarse con propiedad. Como se ha citado anteriormente, existen trabajos que demuestran que las personas con mejor dominio lingüístico tienen menos posibilidades de desarrollar una demencia. En este sentido, se pueden aprovechar los cursos de lenguas, o de un idioma extranjero, que se organizan para la gente mayor.

El aprendizaje y la utilización de los recursos informáticos es también un buen estímulo mental contra la demencia, tanto en la búsqueda de información por Internet como en las aplicaciones fotográficas para crear un buen archivo personal.

Insisto en que el estado de ánimo es muy importante, en especial la forma como nos tomamos la vida. Es recomendable evitar la amargura, o pasarse el día en rencores o reproches por cómo nos han ido las cosas.

RESISTIR

Cuando comienzan las deficiencias cognitivas, hay que ser aún más estricto en el cumplimiento de las medidas recomendadas. Estudios recientes demuestran que, en poblaciones con una media de 80 años, se reduce mucho la deriva hacia la demencia si se realiza actividad física de forma regular (caminando una o dos horas al día) y estimulación mental con socialización, como también actividades como leer en voz alta, resumir verbalmente un artículo del diario, discutir en grupo sobre las noticias de actualidad, practicar juegos de mesa, tocar música y seguir una dieta adecuada.

Son útiles las sesiones de gimnasia suave en grupo, así como bailar siguiendo el compás de la música. También son recomendables los juegos de pelota en grupo y con música. Si se sale a pasear en solitario, recomiendo seguir siempre el mismo itinerario. Así se reitera el estímulo de un día para otro, por lo que resulta más fácil orientarse y la persona puede ir observando lo que sucede a su alrededor, ya que no tiene que estar tan pendiente del camino. Se comercializan localizadores que, a partir de un reloj especial que lleva el interesado, permiten a la familia localizarlo en caso de que se extravíe. Es necesario que el enfermo salga siempre de casa debidamente identificado, con el nombre, la dirección y teléfonos de contacto. No hace falta que lleve el DNI y mejor que vaya con poco dinero.

Es muy importante mantener los hábitos de higiene, comida y en el vestir. Cuando el paciente comienza a tener dudas o se olvida de lo que tiene que hacer, es bueno que la familia esté vigilante y que le aconseje, sin llegar a hacerle el trabajo, sea lavarlo o vestirlo. Ya deberán prestarle ayuda directa en el futuro.

Hay que ordenar el día de forma que el enfermo esté todo el tiempo ocupado. Cuando ya se han realizado las actividades programadas, si queda un tiempo por la tarde, en especial en invierno, con tardes más largas, se pueden organizar juegos de mesa. También aconsejo sesiones de cine en las que el paciente reconozca las películas. Un buen sistema es reunir una colección de treinta y una películas que el paciente haya visto años atrás y que le gusten, que sean *de su época*. Se comenta con él la selección a partir de un catálogo y él debe elegir. A continuación, se numeran los DVD con los treinta y un números del calendario, y cada tarde a la misma hora se pone la película que corresponda al día en cuestión. El enfermo reconoce a los actores y la trama, la sigue, a menudo se anticipa a la escena con observaciones del tipo «*ahora es cuando él le canta esa canción...*». Cada mes se repite el repertorio. El paciente está entretenido, piensa en las imágenes que va recordando y además los familiares tienen un tiempo para hacer otras cosas.

Si el enfermo presenta síntomas depresivos, hay que tratarlo médicamente, ya que empeoran las capacidades funcionales y aparecen más a menudo trastornos de conducta. La discapacidad y los trastornos de conducta del enfermo agravan mucho la carga del cuidador.

FAMILIA Y CUIDADORES

Familia y cuidadores son los grandes protagonistas de la atención a la persona demenciada. Todos los familiares son importantes, y deben participar en la atención al enfermo. Pero siempre hay un responsable más relevante, que conviene que sea reconocido como tal y que será quien dirija la relación asistencial con médicos y cuidadores. A medida que avanza la enfermedad, el paciente se siente solo y perdido, por lo que cada vez depende más de los familiares. Las jornadas se hacen largas y pesadas. A la carga física de cuidar al enfermo se suma el estrés emocional. Hay situaciones o reacciones del paciente que son imprevistas, y el familiar debe tener la capacidad de generar recursos y soluciones. Puede llegar a ser una carga muy difícil. Además, en las fases más avanzadas, el esfuerzo del familiar no tiene la compensación de la estima del enfermo, que permanece indiferente a la ayuda que se le presta.

La enfermedad sigue evolucionando y los familiares tienen que adaptarse a situaciones y a deficiencias nuevas. Lo que servía hasta hace poco deja de servir. Se presentan situaciones muy duras para la familia cuando el enfermo tiene conductas anormales, o está agitado, o agresivo, con alucinaciones o fantasías sexuales. Al cuidador le cuesta de entender, y a veces tiene que sufrir en silencio el escarnio del enfermo, sin ningún agradecimiento. El cuidador familiar pasa sucesivamente de la preocupación al enojo o al sentimiento de culpa, y, a veces, a la desesperación.

A menudo, cuesta no llevar la contraria al enfermo cuando, estando en casa, pide volver a casa. En ocasiones, tiene alucinaciones y se agita porque hay desconocidos a su alrededor y pide *«que se vaya toda esta gente»*. Al principio, el familiar se queda sorprendido, después le da largas explicaciones y a veces se enfada cuando el enfermo no entiende que sólo él ve a los intrusos. El paciente se queda inquieto, y el familiar, lleno de tristeza. La situación es especialmente punzante si hay trastornos del sueño con agitación nocturna y pesadillas de madrugada.

Cuando el familiar comprometido es el cónyuge de cierta edad, la situación se vuelve mucho más difícil, ya que tiene dificultades para entender que el otro está enfermo, que el comportamiento extraño no es un capricho. Es aconsejable que los cuidadores familiares tengan el apoyo del resto de la familia, pero también la ayuda médica y psicológica para adaptarse a estas situaciones de gran dificultad. Puede resultar de ayuda que el familiar tome algún medicamento para descansar por la noche, pero lo más importante es que se sienta acompañado por el entorno social más cercano y sea escuchado por el médico que atiende al enfermo.

El familiar, en especial si es el cónyuge, vive el deterioro del enfermo como el fin de su propia historia. Ambos son mayores y ya no tienen otro futuro en la vida. Este fin se produce sin las complicidades y la interlocución que desearía el cónyuge cuidador. Es un peso más que se suma a la carga que viene arrastrando desde hace ya unos años. Es bueno que el cónyuge comprenda y acepte que el final del ser a quien ha querido es inevitable y que, por tanto, no se trata de alargar dolorosamente la etapa final de despersonalización y vida vegetativa. Son momentos en los que conviene recordar que la vida en común ya está hecha: se pueden haber vivido dificultades, pero también tiempos felices, y todo ello ha servido para construir una vida a dos y, probablemente, para levantar una familia. Este recuerdo puede ser reconfortante.

Es conveniente utilizar los centros de día, donde el enfermo está bien atendido, con programas de estimulación cognitiva y refuerzo de los hábitos. Además de ventajas para el paciente, también las tiene para el cuidador, ya que le permite reposar de las tensiones del día a día. Asimismo, también son recomendables los ingresos temporales para que la familia pueda descansar unos días. En las fases avanzadas de la enfermedad, está indicado el ingreso definitivo en un centro adecuado, ya que es muy difícil prestar en casa las atenciones que el enfermo precisa, especialmente en los casos de demencia avanzada, que es cuando se producen trastornos de conducta y sobre todo cuando permanece en cama en estado vegetativo.

ATENCIONES

Las atenciones al enfermo son la principal herramienta para aligerar las dificultades en las que se encuentra. Hay que cuidar de la nutrición y de la hidratación. El enfermo se olvida de comer y de beber. Tiene que recibir una dieta justa, equilibrada y que no engorde, ya que, al avanzar la demencia, el enfermo se mueve poco, consume poca energía y fácilmente puede aumentar de peso, con lo que empeora la capacidad de movimiento. En las fases más avanzadas, disminuye el apetito y pierde peso de forma espontánea. Si no bebe agua, empeoran las funciones cerebrales a causa de la deshidratación celular. Se le tiene que dar agua regularmente, sobre todo en verano.

Algunas pequeñas ayudas pueden prestar un gran servicio. Conviene llevarlo a orinar cada dos horas. Al no tener la vejiga llena, se retrasan los problemas por incontinencia. Más adelante habrá que ponerle pañales, primero para pasar la noche, más adelante durante todo el día. Las mujeres los aceptan mejor que los hombres. Para lavarse los dientes (hábito que conviene conservar), se puede usar un cepillo eléctrico y dentífrico para niños, que si se traga no crea problemas, ya que es digerible. Si el enfermo tiene que estar solo en casa un rato, es útil hacer uso de los sistemas de teleasistencia que ofrecen los servicios sociales de comunidades autónomas y de algunos municipios, sobre los que es posible conseguir información en los centros de asistencia primaria y en farmacias.

Se deberá hacer alguna adaptación en la vivienda, especialmente retirar la bañera y poner una ducha de fácil acceso y con agarradores de seguridad. En la puerta del baño no deberá haber pestillo ni llave que permita cerrar desde dentro. Para evitar caídas, es recomendable retirar las alfombras de la casa: sólo sirven para tropezar. También se debe tener en cuenta el automóvil con el que se transporta al enfermo, evitando los asientos bajos y las puertas difíciles. Estas recomendaciones son válidas para toda la gente mayor, pero en especial cuando el usuario tiene dificultades cognitivas o de movilidad. Es aconsejable señalar las puertas de casa con colores, de forma que el enfermo identifique fácilmente los espacios. De noche, mientras el enfermo se valga por sí mismo, es conveniente dejar una luz encendida en el baño. Así, cuando se levanta para orinar, no se pierde por la casa.

Al inicio del deterioro, hay que tomar medidas de seguridad para evitar escapes de gas en la cocina, mediante aparatos de control que facilita la compañía suministradora o cambiando la cocina por otra eléctrica de inducción. Asimismo, conviene asegurarse de que la plancha es de desconexión automática. Las puertas y las llaves pueden ser un problema, en especial la puerta de acceso a la vivienda. Es aconsejable cerrarla con una llave o un pestillo que quede fuera del alcance del enfermo. Así se evita que pueda salir de casa.

Cuando el enfermo no puede caminar, la silla de ruedas puede resultar útil para el desplazamiento, tanto dentro de la vivienda como para salir de paseo.

Cuando avanza la enfermedad y el enfermo se mueve

poco o se pasa el día en la cama, es importante que esté limpio, seco, sin arrugas en la ropa o las sábanas. Además, se le tienen que hacer ejercicios pasivos en las cuatro extremidades (abriendo y cerrando todas las articulaciones), cambiarlo de posición en la cama. Así se evitan las llagas de apoyo, que son dolorosas y que crean dificultades al enfermo y al cuidador.

Cuando el enfermo no tiene familia directa, puede ser víctima de personas aprovechadas que, con el pretexto de cuidarlo, le roban los ahorros y lo maltratan con inmovilizaciones o abuso de sedantes. Es recomendable que estos enfermos sean acogidos en centros asistidos, reconocidos por la administración, donde existan sistemas de control para evitar abusos y al mismo tiempo garantías de buena asistencia. Las administraciones deberían regular la función de los cuidadores no familiares para evitar las malas prácticas. Al mismo tiempo, habrá que ofrecer sistemas de formación profesional tanto a familiares como a cuidadores no familiares. En nuestro país, hay bastantes cuidadores que provienen de países andinos. En general se trata de personas educadas y amables, que establecen un buen contacto emocional con el paciente.

MEDICAMENTOS

Todavía no existe ningún fármaco eficaz para curar o mejorar las demencias degenerativas. Desde hace pocos años, hay algunos fármacos que al parecer atenúan su evolución. Su eficacia está en discusión, si bien han sido aprobados por la administración sanitaria. En algunos trabajos sobre estos medicamentos se exponen mejoras moderadas en la evaluación cognitiva durante las fases iniciales de la enfermedad, sin reducir la progresión de la incapacidad. Otros trabajos lo cuestionan. Son fármacos que intervienen sobre las proteínas neurotransmisoras de la sinapsis: unos en la hipótesis de mejorar la proteína acetilcolina y otros para evitar la entrada de calcio en las células.

En la actualidad se invierten muchos recursos en importantes programas de investigación, por lo que es previsible que en un futuro cercano existan medicamentos con una elevada eficacia. Una de las líneas de trabajo consiste en tratar la enfermedad de Alzheimer mediante una inmunización del enfermo de cara a eliminar la proteína beta amiloide del cerebro. Es lo que se conoce como la *estrategia de la vacuna*. Se trataría de incorporar un trozo de ADN que codifique la amiloide en una bacteria o un virus no nocivo para luego introducirlo en el cuerpo del enfermo. El sistema inmunitario del enfermo atacaría la formación de la amiloide, tanto la surgida del ADN inyectado como la propia amiloide de las células enfermas. Está por resolver el problema de si al eliminar la patología amiloide se resuelve la enfermedad, pues es posible que intervengan también otros factores hoy aún desconocidos.

Actualmente, la medicación se utiliza especialmente para controlar y mejorar los trastornos de conducta y del estado de ánimo. Se puede tratar con cierto éxito la ansiedad, el insomnio, la depresión, la agitación, las conductas agresivas, los delirios y las alucinaciones. También existen medicaciones eficaces en el caso de crisis epilépticas. Siempre que sea posible, es recomendable que los medicamentos se administren en forma de gotas, en solución o en forma bucodispersable, lo que facilita las cosas tanto al enfermo como al cuidador, a la vez que ofrece más garantías de que se toma la dosis adecuada.

LAS TÉCNICAS DE ESTIMULACIÓN COGNITIVA

Las técnicas de estimulación cognitiva son de gran ayuda para mantener más tiempo las capacidades del enfermo. Se trata de programas de estimulación mental que consiguen ralentizar la destrucción neuronal y el fallo sináptico, aprovechando la plasticidad cerebral que conserva el cerebro del enfermo. Además de la observación de que las personas estimuladas retrasan la evolución de la demencia, hay trabajos de experimentación con animales que muestran los efectos positivos de la estimulación multisensorial, esto es, la estimulación de los cinco sentidos, el ejercicio físico y la estimulación cognitiva. Se ha demostrado que en el cerebro de estos animales estimulados se generan neuronas nuevas en algunos núcleos cerebrales. Las mejoras se producen en el aprendizaje espacial, la memoria y las habilidades motrices. Es cierto que la traslación de los resultados obtenidos con animales de laboratorio a los seres humanos no es directa, pero contribuye a reforzar las observaciones sobre los efectos positivos de los estímulos.

En los centros de día hay profesionales expertos en programas de estimulación sistematizados a lo largo de toda la jornada.

Si el enfermo todavía es laboralmente activo, hay que proceder a la demanda de la invalidez total, absoluta y permanente para cualquier trabajo en la Seguridad Social. Es un trámite que precisa haber pasado algún tiempo de baja laboral y un certificado médico que lo justifique. Al avanzar la enfermedad, se puede solicitar el grado de gran invalidez, lo que supone un incremento de la pensión, ya que se prevé que el enfermo precisa de otra persona para cuidarlo.

Con independencia de la edad, se puede pedir el reconocimiento de disminución, que se tramita en el departamento de acción social o de bienestar social de las administraciones autonómicas. El reconocimiento de la disminución tiene ventajas de cara a obtener bonificaciones en el impuesto sobre la renta de las personas físicas (IRPF). Además, la administración ofrece ayudas para la adaptación de la vivienda.

Cuando la demencia llega a un GDS de 5 (ver capítulo 7), se puede pedir la ayuda que ofrece la Ley de Dependencia. Esta ley prevé varias subvenciones, desde el pago al familiar cuidador y las ayudas en el domicilio hasta el ingreso permanente en un centro. Las solicitudes se tramitan en los departamentos autonómicos de acción social o de bienestar social. La ley prevé tres grados de dependencia (moderada, severa y gran dependencia).

Para realizar estos trámites es aconsejable contar con la ayuda de un trabajador social del ayuntamiento, o del centro de salud.

Cuando los médicos establecen el diagnóstico de demencia probable, es obligatorio renunciar al carnet de conducir vehículos.

A menudo, las familias se preocupan por las garantías patrimoniales, y, al mismo tiempo, les produce aflicción iniciar un procedimiento de incapacitación en el juzgado. Es una preocupación sensata, pues a veces los enfermos pueden ser engañados y perder sus ahorros. A menudo, hablando con nuestro banco o caja, se puede encontrar una solución digna y eficaz. En todo caso, en el marco legal español hay varias figuras de protección patrimonial, con sistemas de control y garantías, sin llegar a la incapacitación, que permiten tener la seguridad de que no quedarán afectados los ahorros del paciente. Es aconsejable dejarse asesorar por un abogado experto. Las asociaciones de familiares de Alzheimer (ver al final del libro) ofrecen información al respecto.

¿QUÉ HACER AL FINAL?

La muerte del enfermo con demencia generalmente se produce entre los cinco y los doce años después de la aparición de los primeros síntomas.

La fase final es dura de sobrellevar para los familiares. En el caso de los ancianos, suele ser menos penoso, pues a menudo sufren una muerte súbita a causa de embolia pulmonar o infarto de miocardio y paro cardíaco. Los otros enfermos acaban en cama, inmóviles, con incontinencia, sin hablar, con dificultades para deglutir y la mirada perdida.

En este estado, cuando ya no hay conciencia ni capacidad para la deglución, hay que tener la sensatez de no imponer la alimentación artificial. Este tipo de tratamiento, incluyendo la hidratación endovenosa, no conduce a ninguna mejora en estas circunstancias. Al contrario, puede provocar complicaciones digestivas o infecciosas. La opción de no iniciar este tratamiento se considera la decisión éticamente más correcta en la práctica médica. El estado vegetativo que aparece en la demencia avanzada no tiene otra salida que la muerte.

Pienso que aplazar la muerte, cuando no hay otra perspectiva, no tiene ningún sentido. Sería alargar el sufrimiento familiar, y no sabemos si también el del enfermo. Si el enfermo ha hecho testamento vital o ha dejado decisiones anticipadas de forma explícita, facilita la decisión de no prolongar la vida vegetativa. En todo caso, los médicos siempre llegan a un acuerdo con la familia, que es quien tiene la última palabra. Lo correcto en estos estados es cuidar al enfermo y sedarlo para que no sufra. La primera opción debe ser luchar contra el dolor, del enfermo y de la familia.

Es aconsejable consultar al neurólogo si es conveniente la autopsia, lo que también permitiría donar el cerebro al banco de tejidos de la universidad. Es la forma de conseguir el diagnóstico final de certeza, que para los familiares puede ser de gran importancia en el futuro. De esta forma, el enfermo puede ayudar a la ciencia y a su comunidad después de morir. En la actualidad, los protocolos para la donación del cerebro son muy ágiles y evitan todos los problemas a la familia. Después, la ceremonia fúnebre y el entierro se realizan con toda normalidad.

9. INFORMACIÓN AL ENFERMO Y A LA FAMILIA

La información a una persona que inicia el proceso de demencia es delicada. Implica un esfuerzo muy especial, ya que puede haber dificultades de comprensión sobre el sentido y contenido del mensaje que el médico quiere transmitir. Una razón más para conseguir un diagnóstico lo más precoz posible. Una dificultad frecuente es el desconocimiento, por parte del enfermo, de lo que está sucediendo en su cerebro, de las propias deficiencias, que ni entiende ni puede aceptar. En estos casos, hay que ser cauteloso y esperar. No se debe forzar, y no tenemos que proporcionar nunca información que el enfermo no pida.

Cuando el enfermo es consciente de las pérdidas, la comunicación sobre el pronóstico puede ayudarle a establecer previsiones familiares y patrimoniales. También facilita la cooperación del paciente en los estudios diagnósticos y asimismo favorece su participación en programas de estimulación cognitiva.

El Consejo de Europa estableció hace años un conjunto de normas sobre los derechos de los enfermos, en especial sobre la información en relación al diagnóstico y al pronóstico, así como a dar su consentimiento después de ser informados sobre las ventajas y riesgos de una exploración o un tratamiento (<www.coe.int>).

La reflexión bioética ha establecido los principios de autonomía, justicia, beneficencia y no maleficencia.

Autonomía significa que el enfermo tiene derecho a que se respete su voluntad e individualidad. En cada caso, hay que valorar la capacidad del paciente para entender aquello que le queremos explicar. Se le proporcionará la información de forma gradual, para que el interesado pueda aceptarla y digerirla, evitando que sea motivo de empeoramiento por un trastorno depresivo añadido.

Justicia se refiere a que ninguna persona puede ser discriminada por el hecho de estar enferma o por cualquier otra razón. Cosa distinta es que el paciente rechace la información o que ya esté en estado de incapacidad mental. En este caso, el receptor de la información es la familia.

Beneficencia implica que hay que comunicar siempre la verdad, con mesura, sin crueldad, de forma sencilla y comprensible, tratando de que se entienda el mensaje, nunca como el cumplimiento de un trámite administrativo.

No maleficencia se refiere a evitar que la información pueda hacerle daño, perjudicarlo.

En la práctica, lo más habitual es que el médico y los familiares vayan acercando al enfermo a la realidad del pronóstico, de forma que el paciente lúcido pueda tomar las decisiones y medidas que considere oportunas, pero evitando abatirlo con la perspectiva de un futuro oscuro. Cuando la familia también es protagonista y colabora en el proceso de información, todo va mejor y el paciente sale beneficiado.

En cualquier caso, la información se tiene que suministrar de manera pausada, gradual, a partir de preguntas y respuestas o silencios, en una forma de diálogo abierto que no finaliza nunca. Se retoma en cada nueva consulta, teniendo el paciente la seguridad de que no se le engaña ni se le engañará nunca. Esto es lo que más agradecen los enfermos, lo que más contribuye a apaciguar la angustia y el dolor que puede causar la premonición de un futuro penoso.

Cuando el paciente está en las fases iniciales de la enfermedad, la información buena y completa lo ayudará a vivir su problema con más serenidad, menos angustia, a buscar formas de vida que alivien las deficiencias que irán apareciendo, a colaborar en técnicas de estimulación cognitiva, a expresar y dejar constancia de sus preferencias y voluntades para cuando tenga menos lucidez, o a nombrar un representante si carece de familiares lo suficientemente vinculados. Además, la información sirve al enfermo para participar, y eventualmente beneficiarse, de un ensayo clínico terapéutico, y aun para asistir a grupos terapéuticos de apoyo y ayuda.

Por lo que se refiere al diagnóstico genético precoz, la situación es delicada, tal y como se ha expuesto en el capítulo 4. En el caso de la enfermedad de Alzheimer, sólo existe una variante en la que hoy se puede hacer un test genético de alto valor predictivo, que asegure que el interesado sufrirá inexorablemente la enfermedad. Se trata de casos en los que la familia ya está en situación de alerta, puesto que generación tras generación ha tenido algún enfermo de este tipo. En estos pocos casos, la enfermedad aparece generalmente antes de los 50 años. Es recomendable que el familiar interesado esté seguro de lo que quiere saber. Si es así, y la técnica biológica garantiza la seguridad del diagnóstico al cien por cien, creo que es mejor realizar el test, ya que la persona afectada podrá decidir con tiempo sobre su futuro, si tiene hijos o no, si se incorpora a un programa de investigación avanzado... En cualquier caso, y como ya se ha explicado, esta eventualidad es muy rara. En la gran mayoría de las enfermedades que terminan en demencia, todavía no es posible hacer tests genéticos con garantías de predicción fiable. Por tanto, no es aconsejable tomar este tipo de determinación.

La información a los familiares debe ser clara, didáctica y cierta. Al principio, no es fácil prever toda la evolución, ya que el diagnóstico no es completamente seguro. A medida que el enfermo va evolucionando hacia la demencia, el médico va dando información más precisa. Lo primero que desean los familiares es tener conocimientos sobre la enfermedad que les permitan saber cómo hacer frente a las dificultades del enfermo, cómo deben comportarse ante la pérdida de memoria o los trastornos de conducta, si tienen que contradecirlo o dejarlo a su aire. En la mayoría de ocasiones, lo mejor es que acompañen al paciente con afecto, sin contradecirlo pero recordándole lo que tiene que hacer, los nombres de las personas, los hábitos cotidianos, el programa de cada día. Cuando aparecen trastornos de conducta o alteraciones del estado de ánimo, es bueno que no se escandalicen y no le riñan. Con la ayuda de los médicos y los tratamientos disponibles, se pueden mejorar estas situaciones.

A menudo, los familiares deberán cambiar algunas costumbres, perderán libertad de movimientos, tendrán que estar pendientes del enfermo día tras día. Por tanto, conviene que conozcan bien la importancia que tiene para el enfermo el afecto familiar. Hay que considerarlo como un gran estímulo para su cerebro, que en consecuencia sirve para atrasar el tránsito hacia la despersonalización.

En el capítulo 8 se han expuesto las grandes orientaciones que pueden ayudar a las familias en el acompañamiento de estos enfermos a lo largo de los años y los recursos que pueden aligerar la evolución.

10. CONSEJOS PARA LA MEMORIA

Los consejos que se detallan a continuación se han publicado en el libro *El cerebro del rey* (RBA, 2001/2010). Son de permanente actualidad, por lo que, con alguna corrección, los vuelvo a enunciar. Pueden ser reiterativos con el contenido de otros capítulos, pero creo que será útil para el lector encontrarlos en forma de compendio. Se trata de consejos que pueden ser de gran utilidad para las personas jubiladas, que entran en una etapa de riesgo de abandonar la actividad mental y así comenzar el declive cognitivo. Hay que decir que este riesgo es especialmente peligroso para los hombres, ya que las mujeres siguen con tareas y responsabilidades después de jubilarse, sea por la familia o por el trabajo y la logística doméstica.

Cabe recordar que la especie humana tiene el mismo cerebro desde hace doscientos mil años. Hemos vivido de formas muy diversas, pero el cerebro que nos legó la evolución ha demostrado su capacidad para adaptarse a los distintos momentos históricos.

Las formas de vida y los hábitos actuales son muy diferentes a los de nuestros antepasados. Conviene señalar este rasgo, para que cuidemos el cerebro que, desde hace tantos años, llevamos en la cabeza.

1. Hay *trastornos crónicos* que perjudican al cerebro, en especial por la alteración de las arterias y de los capilares que llevan la sangre y los nutrientes (en especial el oxígeno) al cerebro, a fin de tener el mejor metabolismo neuronal. Los trastornos más frecuentes son: hipertensión arterial, diabetes, aumento del colesterol y exceso de ácido úrico. La obesidad dificulta la correcta función respiratoria, ya que la grasa, además de producir sobrepeso, favorece la fatiga, se acumula en las arterias y en el tórax, por lo que altera la función pulmonar.

2. El sedentarismo origina alteraciones circulatorias que dañan el cerebro, por lo que es recomendable hacer *ejercicio físico moderado*, como caminar o nadar. No hay que entrenar como un atleta olímpico: podría ser peligroso y provocar un ataque al corazón, pero es conveniente pasear una o dos horas al día. La artrosis puede ser un inconveniente, por lo que es recomendable comenzar con movimientos suaves. En todo caso, la gimnasia dentro del agua o la natación son una buena alternativa. Es importante prestar atención a los pies: cuando duelen no se anda. Es recomendable usar un calzado cómodo y consultar periódicamente al podólogo.

3. *Atención a los tóxicos*: hay que evitar el tabaco y las bebidas alcohólicas destiladas (coñac, whisky, licores...). Puede consumirse una copa de vino de calidad en las comidas. Atención también a los psicofármacos: además de tranquilizar, pueden disminuir la memoria y la atención, a la par que producir fatiga a la mañana siguiente. Además, en las personas mayores, pueden faci-

litar la relajación del esfínter urinario durante el sueño, con la consecuente alteración del confort personal y familiar.

4. Conviene una correcta *nutrición e hidratación*. Son aconsejables las comidas ligeras, formadas especialmente por vegetales, tanto crudos como cocinados. Comer pescado y poca carne. Evitar las comidas ya cocinadas y las conservas. Los ancianos se olvidan a menudo de beber agua, lo que provoca deshidratación, especialmente en verano, lo que perjudica el funcionamiento cerebral. Hay que beber unos dos litros de líquido por día, sobre todo cuando hace calor. Para evitar la necesidad de orinar durante la noche, es aconsejable dejar de beber hacia las siete de la tarde.

5. Hay que *dormir bien*, entre seis y ocho horas por la noche. Se puede complementar con una siesta al mediodía. Se debe dormir de noche, no de día. Es bueno acostarse y levantarse temprano, no de madrugada. Durante el día hay que mantenerse activo e interesado por las cosas del entorno. De esta forma, por la noche descansaremos mejor.

6. *Tener orden*. Se debe instituir una rutina eficiente, con horarios estables. Cada cosa tiene que estar en su sitio. No hay que malgastar memoria para recordar tonterías: dónde están las llaves o el mando del televisor, dónde he dejado la vuelta de la compra... Si cada cosa tiene su sitio reconocido, nos ahorraremos mucho esfuerzo. Sólo hace falta ser ordenados. La capacidad de aprendizaje y de memoria se ha de reservar para lo que es importante, lo que nos estimula para vivir; no para lo superfluo, que se puede resolver con orden.

7. *Papel y lápiz.* Hay que anotar lo que debemos recordar: compromisos (agenda), lista de la compra, cumpleaños... Hay que ahorrar el esfuerzo innecesario de memorización, de cara a focalizar la memoria hacia lo más trascendente. Conviene programar lo que no es habitual, planificando el tiempo de cada día, de forma tranquila pero plena. Es recomendable leer y escribir. Se puede recordar y escribir lo que ha sucedido a lo largo de la vida, aunque sea sin orden cronológico, a partir de lo que aparece en la memoria. E incluso es bueno mezclar los recuerdos con los pensamientos del presente que surgen al evocar el pasado. Escribir los recuerdos de la vida es una buena ayuda para mantener la dignidad y el sentido de la existencia durante la vejez.

8. *Concentrar la atención,* meterse de lleno en lo que se hace sin pensar en otra cosa. Hay que estar por lo que se hace en cada momento y quitarse de encima las preocupaciones y problemas que puedan disminuir la atención del pensamiento. Así evitaremos distracciones o que más adelante no recordemos bien lo que se ha dicho o el contenido de una conversación. Olvidar de qué se ha charlado hace poco provoca malestar e inseguridad.

9. *Evitar la ansiedad y el atolondramiento,* cosa no siempre fácil, en especial para aquellas personas que han sufrido angustia toda la vida. Para comenzar, es conveniente que los familiares eviten estímulos por precariedad doméstica, económica o de otro tipo que provoquen ansiedad. En la práctica, pueden ayudar las técnicas de relajación como el yoga u otras del mis-

mo tipo. Es bueno contar con familiares y amigos con quienes comentar lo que nos preocupa. Algunas veces habrá que consultar al médico para pedir ayuda.

10. *La estimulación cognitiva* es el conjunto de métodos y técnicas que tienen como objetivo la estimulación de las conexiones neuronales, facilitando la mejor computación cerebral, incluso en edades avanzadas, produciendo así circuitos cerebrales que sustituyan a los que desaparecen con el envejecimiento. Existen técnicas que requieren la dirección y el apoyo de profesionales expertos, pero también las hay de sencillas que cualquiera puede aplicar. Por ejemplo, es recomendable mantener el interés y la ilusión por los proyectos vitales. Es beneficioso interesarse y estar disponible para la familia o los nietos, mantener el interés activo por la lectura, la música, el cine, aprender un idioma, seguir las noticias económicas o políticas, los espectáculos deportivos o practicar juegos de mesa con los amigos. La actividad social es un gran estímulo para el cerebro. Siempre es mejor compartir proyectos con otras personas. Por tanto, es recomendable asistir a centros de reunión o a actividades de voluntariado y mantener la interacción emocional con el mundo real.

BIBLIOGRAFÍA

ACARÍN TUSELL, NOLASC, *El cerebro del rey: vida, sexo, conducta, envejecimiento y muerte de los humanos*, Barcelona, RBA, 2001 (nueva edición de 2010).

ALBERCA, ROMÁN; LÓPEZ-POUSA, SECUNDINO, *Enfermedad de Alzheimer y otras demencias*, Madrid, Médica Panamericana, 2002.

ASO, J. ARREGUI; R. MARTÍNEZ, J. V., *Aspectos médico-legales de las demencias*, Barcelona, Masson, 2004.

BATLLORI, J., *Juegos para entrenar el cerebro. Desarrollo de habilidades cognitivas y sociales*, Madrid, Narcea, 2007.

BERMEJO, FÉLIX, *Aspectos familiares y sociales del paciente con demencia*, Madrid, Díaz de Santos, 2004.

BOADA, MERCÈ; TÁRRAGA, LLUÍS, *Alzheimer: vivir cuando dos y dos ya no son cuatro*, Barcelona, Viena, 2008.

DE LA VEGA, RICARDO; ZAMBRANO, ANTONIO: www.hipocampo.org

DEVI BASTIDA, JOSEP; ALTIMIR LOSADA, Salvador, *Las demencias y la enfermedad de Alzheimer*, Barcelona, ISEP, 2004.

MACE, NANCY; RABINS, METER, *El día de 36 horas, guía para los familiares de los pacientes de Alzheimer*, Barcelona, Paidós, 2004.

MARTÍNEZ, ANA, *El Alzheimer*, Madrid, CSIC, Los Libros de la Catarata, 2009.

MOLINUEVO, J. L.; PEÑA-CASANOVA, J., *Guía de práctica clínica en demencias*, Barcelona, Thomson Reuters, 2009.

VIDAL, CRISTINA, *Si entrenem, recordem. Taller de memòria per a gent gran*, Barcelona, Claret, 2009.

ZARRANZ, JUAN JOSÉ, *Neurología*, un tratado sobre las enfermedades del sistema nervioso, Madrid, Elsevier, 2007.

ASOCIACIONES DE FAMILIARES
DE ALZHEIMER

Las asociaciones de familiares de Alzheimer (AFA) son entidades sin ánimo de lucro que tienen como objetivo la ayuda y asesoría a los enfermos y a sus familias. Los interesados pueden dirigirse a ellas para informarse de los avances en tratamientos, sobre los centros especializados en la atención a las demencias, asesoría jurídica, gestión de las ayudas de las administraciones y de otras instituciones. Algunas entidades incluso tienen programas específicos de ayuda a personas con demencia que carecen de familia. Además, las AFA ofrecen reuniones y cursos de apoyo y de información para familiares y cuidadores.

En España, hay una o más asociaciones por provincia. A través de Internet, buscando *asociación Alzheimer*, se encuentra la información y los contactos con todas las asociaciones.

A continuación, y sólo a título orientativo, se facilita el nombre, teléfono y web de algunas entidades:

Confederación Española de Asociaciones de Familiares de Alzheimer (CEAFA)
Tel: 902 174 517
www.ceafa.es

Alzheimer Internacional. Fundació Pasqual Maragall
Tel: 933 160 990
www.intalz.org

Alzheimer Catalunya Fundació
Tel: 934 592 294
www.alzheimercatalunya.org

Associació de Familiars Alzheimer de Barcelona
Tel: 934 125 746
www.afab-bcn.org

Associación de Familiares Alzheimer de Madrid
Tel: 902 996 733
www.afab.es

Centro de vida independiente (C.V.I.),
asesoria sobre recursos y tecnologías
de ayuda para enfermos y cuidadores
Tel: 935 112 703
www.cvi-bcn.org

Alzheimer's Association (Estados Unidos)
www.alz.org

AGRADECIMIENTOS

A Juan Fortea, neurólogo; Carmen Maté, bióloga; Lola Pasarín, psicóloga; que han revisado y criticado algunos capítulos del libro, aunque los errores que pueda haber son sólo atribuibles al autor.

A Álex Rovira y a Antonio Muñoz García, por la cesión de las imágenes de RM y de SPECT.

A Teresa Eulàlia C., por su ejemplo.